日本置き薬協会常任理事長
足高慶宣

「薬」が殺される

「安心」と「文化」を破壊する
厚労官僚の知られざる実態

情報センター出版局

プロローグ　誰が「薬」を殺すのか

「どうせ自分は、C型肝炎の件で日本国中から袋叩きですから、もう何も怖くないです」

ここ数年で一気に表面化した薬害C型肝炎問題。このC型肝炎問題の交渉でよく登場する医薬食品局の中澤一隆課長は、奇しくも我々日本置き薬協会が現在も闘っている厚労省の担当者である。

日本置き薬協会は、伝統ある「置き薬」をこの世から消さないため、急遽二〇〇五年一一月に結成され、現在も厚労省との闘いを続けている。冒頭の言葉は、その激しいせめぎ合いの最中に、彼が漏らした言葉だ。

二〇〇七年一二月二三日、福田康夫首相が「薬害C型肝炎対策」について、それまでの姿勢を一八〇度転換し、一律救済に向かって議員立法を講じることを表明した。

その議員立法により、それまでの厚労省案に比して救済される被害者は拡大した。

C型肝炎感染の一因となったフィブリノゲン製剤は、アメリカでは七〇年代に製造承認が取り消されている。しかし日本では、フィブリノゲン製剤によるC型肝炎感染について、厚生省（当時）が緊急安全性情報を配布したのは一九八八年のことである。さらに、危険性が認識されていたにも関わらず、止血剤として広く使用されていたフィブリノゲンの適応症を先天性血液凝固因子欠乏症に限定したのは、その一〇年後である。こうした厚労省の対応の遅れによって、いったい何万人が苦しみ、命を失わなければいけなかったのか。

しかし、それまで厚労省が自民党議員にしていた説明は、あまりにも事実と異なるものだった。

「全員救済すると一〇〇万人ほどが対象となり、一年間で二兆円程度の予算が必要である。しかも、被害者原告団弁護士が三〇〇人ほどいて、彼らが和解金の一五～二〇％をせしめようと非常に強行、強欲になってきている。だから、強行に対応しないと国家としてたいへんなことになる」

この説明がいかに嘘に嘘を重ねた論旨であるかは、日に日を継いで報道されたマスコミ情報で明らかにされた通りである。さすがに自民党議員たちも、厚労省がいかに信用できない存在かを認識したことだろう。

「薬害C型肝炎被害者原告団」は約二〇〇人。そこに加わるであろう被害者数は八〇〇人。合わせても約一〇〇〇人。その他、被害者であることの立証が困難な人たちを加えても、一万人を大きく超えることはない。

だいたい、厚労省が自民党議員にした「C型肝炎はキスや性行為でも簡単に感染するから、二次感染者、三次感染者なども加算するとたいへんなことになる」という説明自体、根拠がなく、すぐに首肯し得る専門医がいればお目にかかりたいものだ。

彼ら厚労省は、嘘を重ねながら自民党国会議員を騙し、巨額の金が要ると脅迫し、その上、感染症の問題で誤った認識を国民に植えつけ、新たな差別を生みだそうとしている。

何が目的なのか。

第一に、自分たちの「第二の人生」の場である製薬メーカー、ことに厚労省OBが歴代天下っている「お友達メーカー」の温存・保護である。

たとえば、このC型肝炎問題を引き起こし、今や日本で最も有名になった田辺三菱製薬。吸収合併をくり返して発足した田辺三菱だが、その前身会社のひとつに、旧満州で悪名を馳せた七三一部隊と関係の深い「ミドリ十字」がある。森村誠一氏の著作『悪魔の飽食』でも有名になった人体実験を行い、少なくとも三〇〇〇人以上の無辜《むこ》の中国人を殺害した七三一部隊、その司令官石井四郎の片腕と呼ばれた内藤良一が、後に「ミドリ十字」となる日本ブラッドバンクを創設した。

ミドリ十字は歴代厚労省OBが社長を務め、売上高は小さいが、たいへんな高収益企業であった。しかし、薬害エイズ事件を引き起こし、会社の存続が危うくなると武田薬品傘下の吉富製薬にくっつけようと厚労省が画策。武田薬品が最後は逃げ出すと、最終的に、国家と共に歩むと自負する三菱グループに押しつけた。

第二に彼らが守るべき砦は、厚労省の権威である。

現在に至るも「薬害被害者の救済」という聞こえのいい言葉を使っているが、本来は「責任追及と損害賠償」であろう。無辜の国民が、製薬メーカーの無責任な利益追求と、厚労省による「事態を認知しながらのメーカー擁護」を目的とした故意的な「無作為」行為により、重大な被害をこうむったのである。

こういった事態に、台風や地震の被害者を助ける「救済」という言葉は、不適切であろう。厚労省は、あくまで薬害を「天災」と見なしたいのだろうが、それでは世間が通らない。

簡単明瞭にいえば、彼ら厚労省が守りたいのは、彼らと仲のよい製薬メーカー、そして彼らの「無謬性《むびゅう》神話」である。

彼らは間違わない。「不都合な真実」は知らない。知っても認知しない。認知しないから、そんなデータは倉庫に隠す。あるいは破棄する。彼らは間違った過去もないし、将来もミスは犯さない。だから、彼らは責任を問われることもないし、責任を訴求されることもない――。

二〇〇六年末には、ゲルマニウムのブレスレットを使った詐欺商売、そして血液検査を悪用した商売が警察に検挙された。

身体に対する効能や効果を謳った商売は、厚労省の所管である。つまり本来取り締るのは警察ではなく、厚労省のはずだ。まして、血液検査という行為は医師法にも違反する。厚労省が取り締りを適正に行っていれば、二〇万人といわれる犠牲者はここには発生していなかった。

旧内務省系、つまり厚労省、国土交通省、農林水産省といった諸官庁には、国内産業を取り締る行政権限、及び責任がある。これを行政学上、「警察行政」と呼ぶ。簡単にいえば法律を制定し、その法律を遵守させることである。

しかし残念ながら不心得にも、彼らはその権限、権威を非常に恣意的に利用し、行政行為を裁量で行っている。それどころか、以前私が厚労省の企画官に、警察行政について語ったとき、彼らがそのような行政学の基本常識すら認知していなかったことに驚き、かつ呆れた覚えがある。

その結果、多くの分野で国民生活が脅かされている。

端的な例が、前述したゲルマニウムのブレスレット詐欺商売、血液検査を悪用した違法商売だが、これと同じことは、悲しいかな我々の置き薬業界でも行われている。

まず、訪問先の家人の血を採血し、血液検査顕微鏡モニターを使って、ドロドロの血を見せる。そして、医薬品、健康食品を服用すれば、とたんにサラサラの血になりますよと、多額の医薬品や健康食品を販売するのである。

消費者から信頼される業界を目指している我々としては、この事実を知った以上、見逃しておくわけにはいかない。この事例を克明に調査し、厚労省に対して告発文書を提出した。しかし、今に至るも厚労省は何の対策も示していない。それどころか、驚くことに我々が告発文書を持ち込んだことさえ、記録にとどめていないのだ。

この事例でもわかるように、残念ながら厚労省は「国民の生命の安全を守る」という本来の仕事に対して何ら情熱も持たず、本当に仕事をしたがらない官庁であると断ぜざるを得ない。


このような「無責任」厚労省によって、二〇〇六年、薬事法は改正された。

この改正の大きな目玉は、薬を販売できる資格を薬剤師と新設された登録販売者に限定したことである。しかしこの改正は、古来、全国の国民に安心と安全を運んだ置き薬業界潰しともなっている。災害時や過疎地域、そして都会でも国民生活の重要なライフラインとなってきた置き薬が、国民から奪われようとしているのだ。

現在の薬事法では、置き薬は「配置販売業」と明記されている。このような医薬品販売業の形態が法律にきちんと明記されてきたのは、唯一日本だけだ。ヨーロッパにもアメリカにも存在しない。

なぜ、日本にだけこうした薬の販売方法が根づき、今日まで続いてきたのか。

その第一の要因は、日本人の持つ美徳とされている「信頼関係」であろう。

置き薬のシステムは江戸時代にまで遡り、「先用後利」といわれる。先に顧客に使用してもらい、後から使った分だけの料金をいただく。こういった他の業界ではなかなか見られない、契約書すら存在しない販売システムがきちんと機能するには、売り手買い手による信頼関係がなければ成立しない。つまり置き薬販売業は、日本人の持つ文化や特性に起因する社会にあって、初めて成立したシステムといえる。

この日本人が育んできた「文化」ともいうべき置き薬のシステムが、九〇年代から始まった「規制緩和」「構造改革」の荒波の中から突如として沸き上がった「薬事法改正」（二〇〇六年六月成立）によって、存続できない状態に陥りつつある。

それは保身に走る厚労官僚による、あまりにも拙速な議論によって引き起こされた事態である。

厚労省が国民の安全・安心を担保するために進める薬事法改正ならば、我々も反論しない。しかし見るところ、法改正の主眼は、こういった国民生活に寄与するといった観点からのものではない。

現在でも置き薬は、近くに病院や薬局がない過疎地域、さらに災害時において、大切な生命線のひとつとなっている。

実際、二〇〇四年一〇月の新潟県中越地震で被災した旧山古志村（現長岡市）や、二〇〇六年に豪雪に見舞われた新潟県津南市では、交通が遮断された際にも、置き薬によって住民が助かったという話を聞いた。

そして今や、過疎は地方の農村、山村、漁村だけに見られる現象ではない。都市部においても「孤立」という過疎が現出している。東京の高島平団地や多摩ニュータウンなどには一人暮らしの老人も多く、いざというときに薬を買いに外出することもままならないのが現実だ。高齢化社会が進む中、置き薬は地方だけでなく都会においても生活の安全を支える、ライフラインになっている。

少子高齢化で、国民の医療費負担も増え、セルフメディケーションの重要性が叫ばれる中、置き薬の必要性はこの先もますます高まるに違いない。

我々は、薬品販売業界の団体ではあるが、既得権益にしがみつくものではない。むしろ規制緩和にも自由化にも賛成である。明確なルールがあった上での、公平な競争は望むところだ。

そして、それこそが国民生活に寄与することと信じている。

本書は、長年にわたる薬販売自由化をめぐる攻防、そしてその後に突如沸き上がった薬事法改正をめぐる厚労省との闘いの記録である。そして、そこから見えてくるのは官僚制度の疲弊・崩壊しつつある姿だ。

本書が「ヴィクトリーマーチ」になるか「レクイエム」になるか、闘いは今もなお続いている。

「薬」が殺される

目次

ブックデザイン
Malpu Design（清水良洋＋黒瀬章夫）

図版作成
ワーズアウト

編集協力
伊藤千恵美

I章

「置き薬」という文化

その歴史とルーツ

モンゴルで広がる日本の伝統的「置き薬」

モンゴルが注目を集めている。

大相撲の白鵬、そして世間を騒がせた朝青龍と、東西の横綱が揃ってモンゴル出身ということもあるかもしれない。また、旅行先としても人気が高まっており、レアメタル（希少金属）の宝庫として産業界の注視も浴びている。

そのモンゴルで二〇〇七年八月、注目すべきことがあった。

モンゴルの首都ウランバートルで開かれたＷＨＯ（世界保健機関）国際会議の席で、日本独自の伝統的な医薬品販売形態と、モンゴルでの置き薬制度の実績が、世界二五カ国から集まった保健省担当者ら五〇〇人に紹介されたのだ。

モンゴルには、ヒツジなどのエサを求めて移動する遊牧民が多い。これらの人たちの健康管理が、長年にわたるモンゴル政府の大きな課題であった。

このような状況の打開を目指し、二〇〇一年に当時のエフンバル首相が来日。医療面での両国の相互交流に話がおよび、日本財団の笹川陽平理事長（当時）が「日本独自の置き薬システムを活用できないだろうか」と考え、早速モンゴルの遊牧民たちの実態を調査した。そして、二〇〇四年一月に現地のＮＰＯ団体を通じて、置き薬システムを試したのである。

当初は、「契約書なしに薬を置き、使った分だけの代金を集金する」という置き薬独特の販売方法が、果たして外国で通用するのかという疑問の声もあった。持ち逃げされたり、使っても確固とした証拠が残らないことから代金支払を拒否するケースが多発するのではないかという心配もあったが、それは杞憂に過ぎなかった。薬の使用率は驚くことに九六・三％、代金集金率も七七・四％に達し、モンゴルでも置き薬販売システムは、事業として成り立つことが実証されたのだ。二年目から本格的に事業展開され、今やモンゴル全土に普及していくほどの勢いとなっている。

実は、この「置き薬」を導入しようと考えている国はモンゴル以外にもある。中東ガルフ諸国である。

ドバイ、アブダビ、これらの国々には非常にプライドの高いアラブ人が定住している。

彼らの文化も日本の文化と酷似している。名誉を重んじ、同族の周囲の人間の前で恥をかくことを、死よりも厭《いと》う文化である。このアラブ人の間で、日本の置き薬システムへの興味は非常に高まっている。

また、過去に遡れば、日本の置き薬システムが戦前の台湾、朝鮮半島、旧満州（現在の中国東北部）で、非常に盛んな時期があった。当初は日本人の業者が現地に赴いて地元の方々に利用していただき、徐々に現地の人たちがそれに追随していった事実もある。しかし残念なことに、一九四五年の日本の敗戦により現在では姿を消している。

またハワイ、ブラジルといった場所でも、置き薬の販売システムが機能していた記録もある。これらは日系移民の多かった場所で、日本人が暮らす場所には必ずといっていいほど存在した置き薬は、まさに日本人にとっての必需品だったのである。

仏教伝来と共に歩んだ置き薬の歴史

これまで長く、置き薬の代名詞のようにいわれてきたのは、「富山の薬」である。

今も年配の人に置き薬の話をすると、薬屋さんからもらった紙風船と、「富山の薬屋さん」という言葉が、必ずといってよいほど口から飛び出す。それほど置き薬の知名度としては圧倒的な「富山の薬」だが、長い薬の歴史から見れば、実は奈良や滋賀ほどには古い歴史を持っていない。

私の出身地である奈良においては、「大和は、国のまほろば」といわれるごとく、その薬の歴史は、仏教伝来のいにしえにまで遡る。

現在、置き薬販売業は小規模なマーケットに過ぎないが、本来、日本の薬の販売とそれに伴う普及は、この置き薬の行商から始まっている。

薬の製造は、もともと山岳信仰との関わりが非常に強い。

中国からの仏教伝来と共に、日本に科学的製薬、処方、調剤方法等が入ってきた。四～五世紀の日本の状況と、はるかに文明先進地域であった中国の科学技術の状況とでは、非常に大きな隔たりがあった。

中国では紀元前からすでに『傷寒論《しょうかんろん》』をはじめとする医学書が作成され、植物、動物製剤等のいわゆる漢方医学が発達していた。老荘思想に影響されたためか、秦の始皇帝でさえ不老長寿を求め、徐福《じょふく》を当時「蓬莱島《ほうらいじま》」と呼ばれていた日本に派遣しているのである。

このことでも明らかなように、仏教伝来の時代こそ、日本の薬業の始まりといえる。

当初、仏教の布教活動は王権が経営する寺院が中心となって行う、いわば国策であった。しかし、東大寺や諸国の国分寺のような国営の寺院ばかりでなく、大衆への仏教の普及が必要な時代に推移すると、一般の人々にわかりやすい布教方法、布教活動が求められるようになった。

その布教のためには、いわゆる〝奇跡〟というものが必要となる。当時の最先端文化の成果としての仏教を、様々な面で遅れをとっていた大和の国の人々に披露するにあたっては、あたかも〝奇跡〟のような科学技術の成果を見せつけることが、非常にわかりやすく強力な武器となったからだ。

そのような理由から、端的に仏教の効能を、一般大衆に広めるアイテムとして、薬が利用されるようになった。というのも、昔の人々は薬物を飲んで、仮に病気が治ったとき、それは薬物が物質として人体に作用したとは考えず、神や仏のご加護があって、病の苦しみから解放されたと考えたからである。

その顕著な例としては、大和の葛城山系や吉野・熊野・大峰山系を中心に、全国的にもその足跡を残す役君小角《えんのきみおづぬ》（＝役行者《えんのぎょうじゃ》）、あるいは東大寺勧進に功のあった良弁《りょうべん》上人などが有名だ。

つまり仏教は当時、先進国である中国渡来の新思想であり、同時に中国文明の科学技術体系を日本にもたらしてきたのである。先程述べた『傷寒論』は、漢方の書としていまだに有効利用されている漢方医学の基本的書物だ。八世紀中頃、お茶の神様と呼ばれた陸羽《りゅうう》によって書かれた「茶経」は、やはりお茶の薬理効果などに、重点を置いた書物である。

全国に商品を届けた〝行商人〟

全国的な経済圏は、道路網などの不備により、中世（平安後期から戦国時代まで）においても依然構築されるには至らなかった。歴史家の網野善彦氏が記したように、当時はまだ日本の商品経済活動はいわゆる道々の者（行商人）によって担われていた。定着した商店が、安定して繁昌する状況には至っていなかったのである。

定着した商店、商店街の発生は京の都でさえも室町時代後期からと見た方が現実的であろう。全国各地に残る地名、たとえば、五日町、六日町、一戸、八戸などは、江戸以前には定期的に行商人が集まり市を成していた名残《なごり》である。月に五のつく日や六のつく日に周囲から人が集まり市を成していた。

こういった点は、現在でも残るテキヤとしての行商人の商売形態に相通じるものがある。そもそもテキヤ（香具師）は、江戸時代の文献『守貞漫稿』によると、元は売薬（置き薬販売業）を生業《なりわい》とする職業集団であったという。彼らは薬を売りながら、人寄せに芸能を演ずる場合があった。それが次第に「ころび」と呼ばれる口上商人と、「たかもの」と呼ばれる見世物師とに職業分化し、テキヤ（香具師）になったといわれている。こうしたテキヤ（香具師）は、享保年間には幕府によって認知されていた。彼らは、親分・子分関係、兄弟分関係を広範に結び、全国にわたって同業者間の一定の連携を図るネットワークを持っていたことがわかっている（宮崎学氏著『ヤクザと日本』ちくま新書より）。蛇足だが、置き薬をはじめとする薬業を扱う者が崇め、大切にしているシンボルはテキヤと同様に神農さんである。

交通ネット網が未整備だった中世において、全国的な営業活動の条件としては、まず地方の人々に珍重される商品が必要であった。そして同時に、経済的に価値があり、軽量で持ち運びが可能なもの、これが全国展開をする上では必須条件になっていたと考えられる。

その観点から薬品と同じように全国各地で需要が見込め、軽量な上に貴重なものを商う、「御師《おし》」という職業があった。

明治時代には消え去ってしまったが、御師とは特定の社寺に所属し、その社寺への参拝者を案内し、社寺の御利益を流布し、参拝や宿泊などの世話をする者であった。今でいうツアーコンダクター、広告宣伝マンのことである。平安時代から、寺に所属してこの業務を行う者を指すようになり、後に神社の下級神官に対しても用いられるようになった。平安時代の御師は主に石清水、賀茂、日吉などの神社に帰属していたが、その中でも代表的なものが熊野三山の熊野御師である。

平安時代の貴族の間では熊野詣が流行ったが、その際の参拝や宿泊などの世話をしたのが熊野御師であり、彼らは全国にお札を配り歩いた。配る対象は檀那《だんな》と呼ばれる各地方の素封家《そほうか》（財産家）で、御師は檀那に熊野三山の教えを広め、全国を啓蒙して歩いていたのだ。毎年各地方をまわる対象を固定しお札を配る、つまり訪問販売の行商形態である。

また、御師はそれぞれ自分のまわるお得意の檀那、対象とする地域、テリトリーを固定し、白山系の御師はその中での区割、熊野系の御師はその中での各領国を決め、廻商していた。この点で、置き薬販売業との類似性がみられる。

それぞれの御師は、たとえば甲斐の国をまわるのは誰々、津軽は誰々と決まっており、一種のカルテルが組まれていた。ただしそれは同一の社寺の中でのカルテルであって、お伊勢大社と白山神社は競合関係にあったといえる。

御師の手により社寺のお札は全国に流布され、その社寺の知名度は上がり、御利益は宣伝され、そしてその販売収益が社寺の大きな収入源となっていた。

当時の交通ネットワークの劣悪さ、貨幣経済としての普及レベルの低さを考えれば、御師の持つお札の重量などは、商品として最適といえた。同時に神仏の霊験あらたかさを表す薬にも、まったく同様のことがいえる。つまり薬というのは、御師のお札と同様に日本で最初の、そして最古の全国的経済活動のアイテムであったのである。

当時の薬の製造方法は、社寺の秘伝であった。あるいは社寺の有力後援者が家伝、秘伝として薬の製造を行っていた。当時は、製造と販売が不可分の状態であった。

平安時代の中期以降、京の都には定住した商店が発達し、その有力製造元を中心として座が形成されていった。あらゆる流通商品に関して座が形成され、中でも山科の油などが有名だ。もちろん、薬に関してもそれなりの社寺が中心となり、座が構成されていった。

ただ、江戸時代に入ると、そういった信仰と商品の存在が分離されていく。

とくに薬に関しては、江戸時代中期以降から、大阪道修町という問屋街が形成されていった。奈良、大和の国（現在の香芝市周辺）で薬を扱っていた、竹田長兵衛（現・武田薬品工業）などが道修町に店を構えて薬の取り扱いを始めたことがその最初である。当時のタケダ家は竹薮の竹であり、現在の武田ではなかった。後に武田信玄の〝武〟に改字し、菱のマークの武田を使うことになる。徳川政権下でイメージのよい武田と重ね、宣伝材料のひとつにしたものと思われる。

土方歳三も「売薬」を生業としていた

現在では、置き薬といえば「富山の薬」や「奈良の薬」、「滋賀の薬」などがよく知られているが、昔は全国どこにでも、「売薬の薬」というものは存在した。それぞれの地方に、土着の薬があったのだ。

たとえば、幕末の新撰組副長・土方歳三の、多摩石田村（現在の日野市石田）にあった実家も、「売薬さん」だった。農業のかたわら、「石田散薬」という捻挫、筋肉痛、腕や腰の痛み、さらに切り傷に効果があるという薬をつくり、土方歳三も一時期、その薬を背負って、今の日野市を中心に、八王子、府中、調布、武蔵野、福生、町田から世田谷の高井戸、代田橋、さらには埼玉、神奈川、山梨にまで売り歩いていた。

二〇〇四年のNHK大河ドラマ『新選組!』にも、土方歳三に扮した俳優の山本耕史が、薬を詰めた柳行李《やなぎごうり》を背負っている姿が登場する。

「石田散薬」が実際に効いたかどうかは定かではない。実はNHK大河ドラマで『新選組!』が放送された年に、日野市薬剤師会と東京都薬剤師会北多摩支部の薬剤師たちが、文献に則って再現し、含まれる成分を分析して報告したそうだが、あまり効くような成分は含まれていなかったようだ。

また、肥後の国(現在の熊本県)では、加藤清正が朝鮮出兵した際に、朝鮮半島から連れ帰った薬師が伝えたとされる「肥後の赤玉」という整腸薬が有名で、熊本もそれによって売薬業が盛んな地域となった。

佐賀県は、現在も薬産業が盛んだが、たとえばその佐賀をルーツとするシップ薬で有名な久光製薬が、もとは軟膏を貝殻に詰めて置き売りした「配置売薬」からスタートしていることはあまり知られていない。

岡山も、富山に配置売薬が起こったときの看板商品とされた「越中反魂丹《えっちゅうはんごんたん》」という高貴薬を伝えた万代常閑《まんだいじょうかん》という人のふるさとであり、やはり売薬業が盛んだった。

もちろん、奈良のお隣の滋賀県でも売薬業は盛んで、忍者で知られる甲賀町は、薬の町として知られていたし、その歴史を継いで、今も甲賀の町にはたくさんの製薬会社がある。甲賀には慶長年間から、多賀神社、朝熊神社、祇園神社などの薬僧が、お札（神符）と共に、「神教はら薬」や「万金丹」などの薬を、遠くの地まで置き売りしてまわっていたという古い歴史もある。

このように、「売薬」を生業とする人たちというのは、全国各地にたくさんいたのである。

配置売薬は江戸時代に形作られた

役行者のような山伏らに端を発する素朴な「くすり」は、大和の吉野や高市方面で売薬を興し、江戸時代には、宇陀・吉野・葛・船倉・高取などの農家で薬草栽培を副業とするところが増えた。

江戸・元禄年間になると、葛村今住の中島太兵衛なる者が葛城山中の薬草二〇種あまりを調合して「天狗蘇命散《そめいさん》」なる薬を創製した。これは、いわゆる葛根湯薬《かっこんとうやく》の元祖で、以後長く、大和売薬の代表的な薬として、広く全国で用いられた。

またその頃、諸国に知られていた「大和の薬」には、同じ葛村・米田《こめだ》家の「三光丸」などもある。「三光丸」は、いい伝えでは建武三年（一三三六年）、後村上天皇からその薬名を賜ったとされている。幕末、葛村の米田徳七郎丈助は広く近畿一帯で配置売薬を行った。

当時、こうした売薬人たちを奈良では「合薬渡世《あいぐすりとせい》」と称したようだが、こうした業者は南葛城、高市地方にも増え、こうして大和売薬の基礎は醸成されていった。

実は、私の家・足高家も奈良県葛城市に居を構え、古くからこの「三光丸」を主に越後（新潟）で販売して生計を立ててきた。

当時の奈良での売薬製造の中心は葛村だったが、もともと大和売薬は「御免薬」として店頭で販売され、それから置き薬の形式に移っていった。

富山の置き薬にしても、その原態は寺院の施薬《せやく》であった。寺院の施薬は、古い歴史を持つ奈良から始まっている。当時の寺院は薬草園を持っており、栽培した薬草で調合した薬を一般の人々に施したのが、施薬である。一般庶民にとって、寺院は薬を施してくれるところでもあった。

当初、寺院は薬を無償で施していたが、求める人が増えてくると、薬草栽培に費用もかかることから、門前において実費で販売するようになっていった。

それが今度は行商に変わっていく。奈良には巡礼者が訪れる。西国三三カ所の観音霊場がいくつかあるが、まずその巡礼者が通る道伝いに薬の行商が発達していったようだ。

奈良の場合は、その現金行商がさらに形を変えて、配置売薬となっていった。

売子《ばいし》と称される行商の販売人が、数種の薬を預け箱や預け袋に入れて各家庭に預け置き、一年後などにまた訪問し、預け置いた薬のうち、使用された分の薬代金を受け取り、使用された分はまた置き足した。

一方、同様に「配置売薬」であった富山売薬は、大和売薬に比べてはるかに薬の歴史が浅いにも関わらず、江戸時代、比較的短期間で強大な商圏を全国に築いていった。

なぜ、富山売薬がそれを成し得たのか。

富山は冬のあいだ雪におおわれるため、冬の労力があまっていた。さらに北アルプスの高い山々から一気に日本海に流れ落ちる急流河川が多く、大規模な水害に絶えず見舞われたため、いわば〝出稼ぎ〟で食べていくしかない面があったからだとされる。

そして富山には、次のようないい伝えがある。

元禄三年（一六九〇年）、江戸城内帝鑑の間で福島岩代三春の藩主・秋田河内守が急な腹痛に苦しみはじめた。そこに偶然居合わせた富山一〇万石の二代目藩主・前田正甫が、腰の印籠から取り出した薬を三春藩主に服ませたところ、たちどころに三春藩主の腹痛は治まった。何を服ませたのかと諸侯が問うと、「越中反魂丹」だという。

この「富山の薬」の効き目のすごさに驚いた諸侯たちは、先を争って、その越中反魂丹を領内で売り広めてくれるように依頼した。

そこで富山藩の前田正甫は、「先に用いてもらい代金は後からいただく」という「先用後利」の商法である「置き薬システム」で、全国に行商人を派遣。配置売薬業者たちも早くから株仲間を結成して、何ごとも集団でことにあたった。薬製造に関しても、おかしなものがつくられないよう、共同で製造システムを構築して、安いからといって粗悪な原料などを仕入れることができないようにしていった。

こうして、富山売薬はまず中国、九州地方から始まり、わずかな期間で奥羽、関西、関東へと広がり、後に北は松前（北海道）、南は薩摩（鹿児島）まで、全国くまなく「富山の置き薬」は知られるようになった。

これが富山の薬業界では有名な、いわゆる〝江戸城腹痛事件〟である。あまりに出来過ぎな話で、実話とはにわかに信じられないが、「富山の置き薬」が藩を挙げて産業に育てられ、日本の置き薬業界を江戸時代からリードしてきたのは確かである。この事例でも明らかなように、「富山の置き薬」は典型的な地方雄藩主導の「殖産興業」政策の結果であり、江戸後期の文久年間には、二二〇〇人を超える富山売薬の行商人がいたといわれる。

一方、奈良は寺院の勢力が強大であったため、なかなか寺院による施薬の域から抜け出ることができなかった。その上、大和の国の多くは天領（幕府領）であり、天領以外は小藩が林立していた。そのため、藩を挙げての「殖産興業」に取り組む余裕がなかったのかもしれない。これらのような理由から、奈良売薬は古い歴史を誇りながらも富山売薬に相当な遅れをとったのである。

しかし、天明三年（一七八三年）には、大和でも株仲間が結成され、その後大和売薬もおおいに販路を拡大していった。

幕末には、それまで長く全国で置き薬市場を独占していた富山売薬と激しく対立したが、慶応二年（一八六六年）には、大和売薬と富山売薬の業者の間で、価格・せり売り・値引きなどで協定が結ばれるほどになっていったのである。

なぜ置き薬は定着したのか

日本において、江戸時代よりこの置き薬システムが機能したのはなぜだろうか。

それは、当時人口の九割を占めた農民たちの「土着性」、さらに庄屋、名主といった農村のリーダーを中心とする檀家制度、五人組制度に起因する「連体責任」、そして日本人が持っていた「恥の文化」などに起因していると思われる。

そして何より前述したように、日本人の持つ「信頼関係」を大切にする文化が大きな要因だろう。これが年に一度まわってくる行商人、つまり置き薬業者のよりどころとなり、この産業を成立せしめた。

結果として、このシステムは日本人にとって、あるいは日本人と同じメンタリティを持つ者にとって非常に心地よく、かつ、利便性の高いシステムといえる。

置き薬販売員のある一日

こうして古くから信頼関係を大切にし、地域の人々に定着してきた「置き薬」。現在も置き薬販売業者は、お客さまとのコミュニケーションを大事にしながら働いている。

では実際に、置き薬販売業者がどのようにしてお客さまとやりとりをしているのか。ここで、ある置き薬販売員の視点から、その一日を再現し、現在の置き薬業の様子を見てみよう。

＊

今朝のように雪のちらつく日は、本当に車の運転に気をつけないといけない。

営業所での八時の朝礼で所長さんが、「安全をお客さまに運ぶ人間が事故を起こしたのでは、冗談にもならない。くれぐれも事故には気をつけろ」といったのを思い出す。

朝礼の後、今日、自分が訪問する予定の春山郷磐田地区の三七軒のお客さま台帳をチェックして、入用な薬を倉庫管理係から補充を受ける。八時半に営業所を出てから、もう四五キロ雪道を走っている。

雪をかぶった黒い木々の間から、真っ白な雪の帽子に覆われた田中さんの家が見えてきた。車を停め、雪かきでつくられた細い玄関への道を通る。

「おはようございます。置き薬の足立薬品です」

田中のおばあちゃんが出てきてくれた。左足はまだ引きずったままだ。

「おはようございます。おばあちゃん、足の調子はどう？」

「ちょっとマシやけど、こんな冷えるとたいへんや。それでも、薬屋さんが来てくれて助かるわ。玄関先ではなんやから上がって部屋に入って」

部屋でお茶をいただいている間に、おばあちゃんが押入れから薬箱を取り出してくれた。薬箱の中を見てみると、風邪薬がほとんど無くなっている。

「誰か、風邪をひいたの？」

「うん。おじいさんが風邪で寝込んでたいへんやった」

田中さんの家は、七〇歳を超えたおじいさん、おばあさんの二人暮らし。お子さんは三人いるが、それぞれ仕事や結婚で実家から出ている。

田中さんとのお付き合いも、自分がもう七年。先々代の社長の頃から合わせると五〇年以上になるが、足立薬品のお客さまの中では決して古い方ではない。中には二〇〇年以上もご利用いただいているお客さまもいる。

「それはたいへんやったね。おじいちゃんは、もう長いこと糖尿病を患っておられるし。それから、おばあちゃん、風邪のときは、ひき始めに胃腸薬を合わせて飲む方が良いよ。風邪薬で、胃腸を荒らしてしまうこともあるから」

「そうやね。薬屋さんは、前からそうして色々教えてくれるからな」

雑談をしながら、薬箱の中の薬を点検し、使用していただいた薬の御代を計算する。そして、薬を見せながら薬箱に補充し、おばあちゃんにも薬箱の中の薬を確認してもらう。

「それで、おじいちゃんはもう良いの？」

「もうだいぶ良くなって、今日は朝から町の病院まで糖尿病の薬、もらいに行ってる」

おじいちゃんは、もう車の運転はできないから、春山町立病院まで週二回、片道一時間ほどかけてバスで通っている。七年も田中さんの家に通っていると、そんなことまで自然とわかってしまう。

「たいへんやね。ところで、春山病院のそばで整形外科を開業している先生、評判いいよ。おばあちゃんも、一度診てもらったら?」

「でも、病院まで遠いからな」

「介護保険の要介護認定を受けているんやろ。介護保険のヘルパーさんに頼んでも良いし、介護タクシーも頼めるよ」

「薬屋さんは、色々教えてくれるな。あと薬屋さん、何か、おじいちゃんの糖尿病に良いものないか?」

運動療法が良いとはいっても、歳だから無理はできない。薬とは違うけれど、糖尿病に効くといわれているイチョウの葉のエキスの説明をする。

「何か、効きそうやね。パンフレットを置いといて。おじいちゃんと相談するわ。ところで薬屋さん、今度はまた七月ぐらいに来てくれるの?」

「今が二月の初めですから、七月下旬か、遅くともお盆までには来させてもらいます」

「じゃあ、夏には待ってるよ。それからイチョウのエキス、持ってきてな」

「はい、ありがとうございます。お元気で」

玄関を出ると、もう一〇時をまわっている。田中さんの家で三〇分ぐらい時間を過ごした。夕方までに、せめて一五軒はまわらないと、所長にお小言を食らってしまう。

営業所に戻ってからも、薬の整理、今日の報告書の作成、集金金額の精算とすることがある。一時間ぐらいはかかるだろう。正直いって結構つらい仕事だが、喜んでくれるお客さまの顔、待っていてくれるお客さまの声、それを思えば元気がでてくる。

さっきまで降っていた雪も上がったようだ。さあ、次は島田さんのおばあちゃんの家だ――。

＊

このように置き薬販売員は、単に薬を届けるだけでなく、お客さまとコミュニケーションを取りながら各家庭をまわっている。お付き合いも長く、信頼関係が築けているため、お客さまに合った健康面でのアドバイスもできる。ひとつの文化として日本人が育んできた「置き薬」は、こうして今も地域に根づいているのである。

全国で、置き薬販売業者として登録している事業者数は一万四六一事業主、従事者総数は、二万六〇〇〇人。訪問している個人の家庭や事業所（実際は事業所配置は違法である）は推定二〇〇〇万カ所。そして、置き薬販売業者の薬品部分売上高は一〇〇〇億円程度である。

また、置き薬業者が取り扱える薬品は、各都道府県で認証された「配置品目」に限られており、通常の薬局・薬店で扱える品目約二万点に対し、その十分の一の二〇〇〇点程度である。これらの薬は安全性が確認されていて、経時経過の影響を受けないものばかりだ。置き薬向けの薬品を製造している製造業者は、富山や奈良に点在する二〇〇社程度で、どこも小規模企業が多いのが特徴だ。そして、その小規模製薬メーカーの売上比率の中でも、置き薬向け薬品の占める割合は、一割を切っているのが現状である。

このような小規模マーケットではあるが、全国に安心・安全を運んでいる置き薬は、少子高齢化で、国民の医療費負担も増える中、ますますその必要性が高まりつつある。そして何より、海外でも評価され始め、もはや日本だけのものではなくなっている置き薬。

しかし、その歴史ある「置き薬」という販売システムに今、危機が迫ってきている。

2章

なぜ「置き薬」が狙われたのか

医薬品販売規制をめぐる攻防

冷戦の終焉が規制緩和をもたらした

遡ること一九年前の「ベルリンの壁」崩壊、全世界の人々が壊れゆく様を固唾を飲んで見ていたことだろう。このベルリンの壁の崩壊（一九八九年）、東西の冷戦構造の終焉こそが、日本に規制緩和の流れをもたらしたといえる。

日本は長らく、アメリカにとって最強の敵・ソビエト連邦に対する最前線基地として利用されており、それまでのアメリカは日本に甘いところもあった。そのソビエト連邦が崩壊し、東西冷戦構造が消滅した頃から、アメリカは第二の経済大国・日本に経済的な攻撃の照準を合わせ、経済的要求はにわかに強硬になった。

対日貿易赤字を減らすため、一九八五年九月にレーガン・中曽根の「プラザ合意」が締結された。そして医薬品・医療問題に関しては、プラザ合意に先立つ同年六月に「ＭＯＳＳ合意」が両者の間で結ばれている。

すでに一九八六年春頃から、日米経済悪化が強調され、包括貿易法成立が日程に乗せられた。アメリカの対日経済戦略は、日本を円高で抑えながら、いわば保護貿易主義で締め上げることだった。当初は半導体とコメが矢面に立たされたが、いつしかそれは日本の経済構造をアメリカ化していく要求へとエスカレートしていった。

一九八七年一一月一〇日付朝日新聞は、新たにアメリカ大統領に選出されたブッシュに関連して、「ブッシュ当選。避けられぬ日本叩き。摩擦の火ダネ山積。提訴乱発も」などと大きく報じた。それまでのレーガン路線は引き継がれるものの、アメリカ議会は通商問題では対日強硬派が多い民主党が多数を占め、コメの市場開放を先頭に、大規模店舗法の規制緩和など、アメリカからの対日経済圧力は避けられない情勢にある、と報じている。

大幅な市場開放を求めるアメリカに対して、日本は規制緩和案を打ち出すことで、大きく進路を変えた。なぜなら、大規模店舗やその他販売規制などの国内での緩和は、日本の大企業の利益とも一致していたからである。

同時期の日本経済新聞は、臨時行政改革推進協議会の「公的規制のあり方に関する小委員会」が、流通・物流・金融などの分野の規制緩和策について報告原案をまとめたと報じて、全国の小売業界に衝撃が走った。国際化と共に、日本の経済構造のあらゆる分野でアメリカ的自由化が行われれば、とくに中小・零細業者が厳しい状況に立たされると予測されたからだ。

国内の販売規制などの緩和要求は、アメリカからの圧力に端を発したものだったとしても、その後次第に経済団体連合会（以下、経団連）の要望、つまり経団連に所属する大手メーカーと流通業界の意向として強まっていくことになる。

平成に入ると、宇野宗祐内閣（一九八九年六月～同年八月）、第一次海部俊樹内閣（八九年八月～九〇年二月）と短命内閣が相次いだ。こうした政治の大混乱期の中、政府臨時行政改革推進審議会（新行革審）の「公的規制のあり方に関する小委員会」は報告書を出し、流通面では次の要項を挙げた。

①大規模店舗法による出店届出制

②酒類販売業の免許制

③医薬品販売業の許可制

結果、①により大規模店舗の出店規制が緩和され、地方の商店街に「シャッター通り」を生み、②によって酒類販売が事実上自由化されて小売酒屋が激減したことは、現代を生きる私たち誰もが知っている。そして、③の医薬品販売業許可制の見直しが、この先何年にもわたる薬販売業界の存亡を賭けた闘いの幕開けだったのである。

規制緩和は悪か

しかし私自身、民営化や規制緩和といった構造改革すべてが悪だとは、微塵も考えていない。

構造改革や自由化、規制緩和の動きには、必然性がある。

技術革新による第三の革命によって、社会は九〇年代以前と以降では決定的に変わってしまった。要するに、コンピュータの普及による距離の壁、国境の壁の消滅という現象が起こったのである。

ことに製造業においては、距離のバリアがなくなり、あらゆる商品、製品が国境というものを考慮せず、自由に往来するようになった。考慮されるのは、そのコストや利便だけ。それだけに一国家、一地方行政が「規制」によって、国内産業や地元産業を保護しようとしても、不可避的に国際競争にさらされ、淘汰されていく。こういった現状が否応もなく進められていく過程に入ったのだ。

アメリカでは、利益を追求する自由な競争も激しいが、非違行為に対するペナルティも恐ろしい。今の日本の自由化路線は、そういった観点が完全に欠落し、企業がいかなる我儘、不法行為を行っても許される結果になってしまっているが、明確なルールとペナルティを確立した上であれば、自由競争が迫られているこの時代、規制緩和は否定すべきものではないと考えている。

さらに、視点をあくまでも消費者というポイントに置けば、物価の安さ、サービスの提供、利便性につながる規制緩和や自由化は、一概に否定はできないはずだ。現実に、多くの中小・零細企業が、過去からの因習、そして既得権にしがみつき自己改革を怠ってきたことは確かである。

町の小売酒店を例にとってみよう。

昔は常連のお客さんがいた。専売制度、ことに昔は配給制度もあったので、酒を扱っているだけで、店に固定の客がついていた。

しかし、そうした特権の上にあぐらをかき、「利幅が薄いから家庭へのビールの配達をやめる」「メーカーから届けられた酒の管理に気を配ることもなし」といったおざなりのサービスを続けていれば、大型ディスカウントショップ出店によって淘汰されることは明白である。

小型店には小型店なりの、大型店には真似のできない、お客さまへのサービスができるはずだ。

たとえば、奈良の田舎に、小さな酒の小売店がある。

品揃えをしぼり、置いているのは日本酒とワインだけ。在庫管理にはたいへん気を配り、特別の空調、湿度管理までできる倉庫をつくり、メーカーからの信頼も厚い。同時に、品揃えにも留意して、自信の持てるものしか置かない。そのためお客さまからの信頼も厚く、良いものを探すならあの店と、名指しされている。

このように、小規模・零細商店でも、自らのコンセプトを見直すことにより、自由化による競争を戦い抜くことはできるはずだ。

そもそも、「自由」と「安定」は背反する概念ではないだろうか。

自由、自己の可能性を追求すれば競争が始まり、ホッブスのいう「万人の万人による闘争」状況になる。そこには、平穏もなく安逸もない。ルソーの望む「平等」な社会は生まれない。

安定、平等を求めれば、自己表現は制限され、鬱屈した固定化された社会になってしまう。サービスや利便性の向上が望めないのは、いわずもがな、だ。

その背反する概念をうまく折衷、妥協させるのが、おそらく政治なのだろう。

しかし、医薬品販売規制をめぐる攻防においては、結果、間違った方向に進んだといわざるを得ない。

一九九〇年代から始まったこの攻防の中では、二〇〇四年頃から、突如として「薬事法改正」の動きが沸き起こる。だがそこで厚労省が示した改正案は、結果として日本の風土に根づいた「置き薬」という販売方法、それ自体が立ちゆかなくなるものであった。

ひとつの産業に営業努力の余地さえ残されない、あまりにも拙速な改正はなぜなされることになったのか。

まずは、そこに至るまでの医薬品販売規制緩和をめぐる攻防を振り返りたい。それは、経団連をはじめとする規制緩和推進派と、厚生省・薬業界を中心とした反対派との対立から始まっている。

ローソンでの医薬品販売を直訴

政治は第二次海部俊樹内閣（一九九〇年二月〜九一年一一月）、宮沢喜一内閣（九一年一一月〜九三年八月）と迷走を続け、一九九三年八月、非自民である細川護熙連立内閣（九三年八月〜九四年四月）が誕生。そしてちょうどその同じ月に、医薬品販売業界にとって驚くべき事実が伝わった。

ダイエーの中内会長（兼社長・当時）が、当時の細川首相に、コンビエンスストア「ローソン」での市販薬販売を直訴したのだ。

中内会長は、「ドリンク剤『リポビタンD』を医薬品のままローソンで販売できれば、これまでドリンク市場のトップを走っていた清涼飲料水『オロナミンC』を追い抜き、ローソンは大幅な売上増になる」と、数値をあげて訴えたという。

いうまでもなく、医薬品は薬局・薬店など、薬剤師の免許を持った人がいないと売れない商品である。なぜなら、薬は薬物。人体にとっていい作用もするが、時として悪い影響を及ぼすこともある。これは一歩間違えば命にさえ関わる。

ここで、医薬品販売の形態について説明しておこう。改正前の薬事法で規定されていた医薬品販売業は、次の五つであった。

①一般販売業……すべての医薬品を販売することができる。ただし、調剤業務は行えない。店舗管理者として薬剤師が必要。町にある一般的な薬局のほとんどがこの形態。

②卸販一般販売業……「一般販売業」の業態に属するが、もっぱら薬局開設者、医薬品の製造業者、販売業者、病院、診療所または飼育動物診療施設の開設者に対してのみ医薬品の販売を行うもの。一般販売業と同様、店舗の管理者として薬剤師が必要。前記以外の者へ販売する場合は、「医薬品の販売先等変更許可」を受ける必要がある。

③薬種商販売業……厚生労働大臣の指定する医薬品（薬剤師のみが扱える指定医薬品）以外の医薬品を販売することができる。店舗の営業は、都道府県知事が行う薬種商試験に合格した者。

④配置販売業……厚生労働大臣が定める基準に従い、都道府県知事が指定した品目の医薬品を、配置の方法により販売することができる。家庭に医薬品を配置し、使用した医薬品の代金を後日回収する、いわゆる「置き薬」業態。

⑤特例販売業……薬局及び医薬品販売業の普及が十分でない場合、その他とくに必要がある場合に、都道府県知事が指定した品目の医薬品を販売することができる。

このように医薬品販売には細かな規定があり、国民の安全を守るため、各販売業で扱える医薬品の範囲も決められていた。こうした現状から見ても、いきなりコンビニエンスストアで薬を販売できるようにすることが、いかに稀代の経営者・中内功氏らしい強引なものであったかがわかるだろう。

自由化を後押ししたマスコミ

当時、ダイエー系のコンビニエンスストア「ローソン」は全国に四八〇〇店舗（薬剤師オーナーの医薬品併売店は一二店）。コンビニエンスストア全体では全国で三万八〇〇〇店舗（一九八九年）があるとされ、年間三〇〇〇軒以上という勢いで増えていた。売上高は約六兆二〇〇〇億円。全小売市場の四％を占め、首都圏では五〇〇メートルに一軒の割合で存在する、といわれていた。

これに対して一九九二年度の一般用医薬品の生産額は、八三三四億円強。薬局三万七五三二軒、一般販売業は一万一八七六軒、薬種商販売業一万八二四七軒の計約六万七六〇〇軒といった状況だった。

この当時、時の人だったダイエー中内会長による細川首相への直訴によって、〝コンビニエンスストアでの医薬品自由販売〟は一気に現実味のあるものとして、マスコミはセンセーショナルに伝えた。

そのあたりのことを、時系列で少し詳細に振り返ってみよう。

一九九三年九月、政府は九四項目の規制緩和などに関する緊急経済対策を発表し、販売規制緩和の追加項目に「薬店の取扱い品目の拡大」をあげた。これは、表向きは薬種商側の要望に応えたものとされていたが、一部情報筋では、この裏にはコンビニでの大衆薬販売解禁の意図が隠されているとも囁かれた。

一九九四年四月、経団連は、薬事規制の緩和を盛り込んだ要望書を政府に提出し、その中に「薬局開設に必要な一般販売業の許可基準の緩和」を加えた。

細川政権は短命で終わったが、その後に続いた同じく非自民の羽田孜内閣（一九九四年四月〜同年六月）も、医薬品の販売自由化には極めて積極的と思われた。

アメリカ的な自由化が日本の医薬品小売業の分野でも徹底されれば、大規模店舗や全国にチェーン展開するドラッグストアなどに売れ筋の医薬品を奪われ、多くの中小・零細の薬局・薬店は廃業を余儀なくされると予測された。

このあたりのマスコミ報道は、注目に値する。

経団連の意向を強く紙面に反映させる傾向のある日本経済新聞は、一九九四年五月四日の記事で「コンビニエンスストアなど一般小売店で風邪薬や胃腸薬が販売できるようになれば、夜間に病気になった場合に便利といえそうだ」と伝え、世論形成に大きく動いた。

こうしたマスコミ報道に危機感を増幅させた小売薬業界は、早速、同年五月一一日に全国医薬品小売商業組合連合会（薬局薬店の商業組合の全国連合会・以下、医薬全商連）が、医薬品販売に関する規制緩和反対の陳情書を厚生省に提出。日本薬剤師会（以下、日薬）も同日、厚生省薬務局長に反対の要望書を提出し、全日本薬種商協会（以下、全薬協）も反対意向を強く表明した。

五月一三日に開かれた医薬全商連第三四回通常総会でも「断固反対」の運動方針を確認したが、当時の厚生省はこれに冷ややかで、五月二七日、日本薬剤師研修センターで開かれた研修会で厚生省薬務局企画課の安倍道治課長補佐は、「医薬品販売の規制緩和は避けられぬ」と発言。バックに大手流通業界の意向などがあるとし、現在、海外の状況を調査しているとした。また、特例販売業の拡大が検討事項のひとつとなっていることも示唆した。

これに対して小売薬業界の医薬全商連・日薬・全薬協の、いわゆる「薬業三団体」も反対行動に移り、「行革推進本部専門員でもあるダイエーの中内氏が、自ら経営参画しているコンビニエンスストアで、薬剤師なしで医薬品を販売できる特例販売業制度の導入を求めているのは許せない」として京都で反対決起集会を開き、福井県や石川県などからも参加した約二〇〇人がダイエー本社へデモ行進した。

しかし六月六日、政府行政改革推進本部で流通分野を中心に規制緩和策を検討していた「輸入促進・市場アクセス改善・流通作業部会」は、販売規制緩和に関する意見書を同本部に提出する。

その中で「緊急的に医薬品が必要となる場合や、消費者生活の多様性の観点から、販売品目を特例販売業並みに限定することにより、薬剤師なしで医薬品を販売できるような特例措置を設けるべき」と主張し、コンビニエンスストアなどでの大衆薬の自由販売要望をあげた。また医薬品の再販売価格維持制度に関しては、一九九八年末までに全品目指定取り消しを求めた。

これに対して既存薬業界も一歩も引かず、六月六日、日薬は大衆薬販売や薬事法の一部規制緩和措置に反対する旨の意見書を、当時の大内啓伍厚生大臣と熊谷弘官房長官に提出。「もしもコンビニエンスストアなどで大衆薬が自由に販売されるようになれば、日薬は医薬分業の推進、薬局業務運営ガイドラインの遵守を放棄する」と通告した。

そして、六月二七日、東京・九段会館での医薬全商連主催「医薬品流通に関する規制緩和反対総決起集会」には、薬業三団体から一四〇〇人が参加した。同日、医薬全商連の近藤会長は、経団連の豊田章一郎会長（トヨタ自動車社長）に「反対の要望書」も提出している。

それまで薬業三団体の間はさほど良好ではなかった。とくに日薬と全薬協とは、薬種商の個人資格化をめぐって〝犬猿の仲〟であり、いわゆる薬業三団体がこのような協調行動を取ったのは、このときが初めてだった。

医薬品販売自由化の波は一時的に終息へ

ところがこの状況は、一時的にではあるがあっけなく去ることになる。というのも、医薬品販売自由化を一気に進めてしまおうとしていた非自民の羽田内閣が、一九九四年六月二八日、内閣総辞職に追い込まれたのだ。

これによって行革推進本部も医薬品販売規制緩和どころではなくなり、医薬品が「どこでも誰でも自由に販売されるようになる」可能性は一時的に消えた。

しかし、それはあくまでも「一時的に」といったものだった。

一九九四年七月五日、自社連立・村山富市内閣が新たに誕生。その初閣議で井出俊厚生大臣は、「前内閣の規制緩和方針の継承」を強調し、さらに一九九五年三月三一日、政府は閣議で、向こう五年間の規制緩和推進計画を決定した。

大手流通業界などが強く要望していた〝風邪薬や胃腸薬など品目を限定した上で、コンビニエンスストアなど一般小売での医薬品の自由販売を認める〟といった大胆な規制緩和策は一応見送られたものの、医薬品の通信販売可能範囲は拡大されたのである。

医薬品販売自由化に向けての火ダネはあくまでくすぶり続けていた。

それは、まずマスコミ報道に現れる。

一九九五年六月四日、NHKテレビは日曜経済特番『競争激化！　薬の小売市場』という番組で、登場した経済評論家の「薬局は医薬分業で処方箋調剤をこれから行う。医療用医薬品以外の、ちょっとした大衆薬は、コンビニエンスストアなどで自由に買えるようになるだろう」との発言を全国放送。これによって、またしても薬業界に動揺が走った。

そして、その影響はすぐに現れはじめる。

同年七月二七日、行政改革の推進状況を監視するための第三者機関「行政改革委員会」の規制緩和小委員会は、規制緩和の重点テーマ四〇項目の中で初めて、「医薬品販売の規制緩和（品目を限定した医薬品のコンビニエンスストア販売など）」を盛り込んだ。コンビニエンスストアなどでの医薬品販売自由化を論点のひとつとして正式にあげ、事実上、医薬品販売の規制緩和――つまり大衆薬の販売自由化を求めていく意向を明確に示したのである。

ちなみに村山改造内閣が同年八月八日に発足し、新厚生大臣には社会党から初入閣した森井忠良氏が就任していた。

マスコミによる「医薬品販売自由化」への〝地ならし〟はさらに続く。

同年九月四日、日本経済新聞は「経済教室」欄で、政府規制改革委員会規制緩和委員会の参与である三輪芳朗東京大学教授の、「規制緩和、消費者が声出そう」「沈黙、維持派に加担」「コスト意識取り戻す必要」との強硬な規制緩和推進論を掲載した。

同参与はその中で、「真夜中や週末に風邪をひいたり、歯が痛くなったときにも、風邪薬や鎮痛薬が入手可能なように、安全性の高い医薬品に限って、たとえばコンビニエンスストアでも販売可能にしてはどうか、という（規制緩和小委員会側の）考えを断念させるだけの根拠となる回答を得ていないし、さらなる説明を要求し、自ら探しても、見つからないのである」と記した。

大衆薬に押し寄せた「価格破壊」の波

このような中、一九九五年九月二〇日に政府は経済対策として、大衆薬の再販撤廃を一年前倒しして一九九六年度に実施することを決めた。「景気回復に効果的な項目」として大衆薬販売が取り上げられたのである。大衆薬の再販制度撤廃が、いかほどの景気回復効果をもたらそうか。マクロ経済的には、まったくもって不可思議な取り上げられ方であった。

撤廃される再販品は、①解熱鎮痛消炎剤　②総合感冒剤　③眼科用剤　④強心剤　⑤止しゃ剤・整腸剤　⑥健胃消化剤　⑦下剤・浣腸剤　⑧複合胃腸剤　⑨痔疾用剤　⑩外皮用殺菌消毒剤　⑪鎮痛・鎮痒・収斂・消炎剤　⑫寄生性皮膚疾患用剤　⑬その他の外皮用剤　⑭歯科口腔用剤など。

ちなみに、「再販（再販売価格維持）」とは、製薬メーカーが取引先である卸売業者や小売店に対して卸売価格や小売価格を指示してこれを維持させることである。これが撤廃されたことにより、大衆薬の世界でも価格破壊が起こった。

再販制度の適用を受ける産業とは、たとえば新聞のように社会的有用性から見て、過当競争を防ぎ、安定した供給を確保することが国民生活上必要な産業である。

医薬品が、その再販制度の適用外になったということは、国家の意思として「医薬品も一般商品」という認識の表明であるといわざるを得ない。

そのこと自体に異議を挟む気持ちはないし、産業自体としても、逆に発展の機会と考えることもできる。

さらに続けて同年九月二二日、規制緩和小委員会は、日薬に対し、医薬品販売に関する規制緩和についてのヒアリングを行った。一八日には全薬協、二九日には医薬全商連、全国配置家庭薬協会（以下、全配協）に対してもヒアリングを行っている。

小委員会側の対応は、主に日本経済新聞で医薬品販売規制緩和論を展開した三輪芳朗参与が行い、いずれのヒアリングでも「ビタミン剤や風邪薬、胃腸薬などは、コンビニエンスストアなど、薬局・薬店ではない一般小売店で販売してもいいのではないか」との考えを強く主張した。当然、薬業四団体はこれにこぞって反発し、両者の意見はあくまで平行線を辿るのみであった。

配置薬業界の団体も初の共闘

そして一九九五年一〇月四日、近畿薬業四団体は大阪府薬剤師会館で「規制緩和反対近畿薬業者総決起大会」を開き、参加した五〇〇名が気勢を挙げた。

このとき、日薬・医薬全商連・全薬協の薬業三団体に加えて、置き薬業界団体である全配協が、初めてこのような運動に加わった。全配協は、二〇〇五年に我々が日本置き薬協会を設立するまでは、配置業界唯一の全国組織であった。

さらに同年一〇月一二日、規制緩和に反対する小売薬業界の全国総決起大会が、全国から一五〇〇名を参集して東京・九段会館で開かれた。二回目の全国総決起大会であったが、このときも薬業三団体に加え、配置薬業団体である全配協が参加している。

こうした小売薬業三団体の全国総決起大会に置き薬業界の団体が参加したことは、かつてなかった。しかし共催団体のひとつとしての参加は許されず、あくまで友好団体の名目で、すみに置かれた形での参加であった。

その後も、医薬品販売の自由化を進めたい大企業主導の規制緩和小委員会と、既存薬業界の熾烈なバトルが続く中、一二月七日、規制緩和小委員会は、一九九五年度規制緩和推進計画見直しの最終報告をまとめた。

注目された医薬品販売の規制緩和については、「医薬品のカテゴリーの見直しを含め、検討を開始すべきである」との表現にとどめられた。

一気に販売自由化を目論んでいたダイエーの中内会長らは、この最終報告の内容に強い不満を表明した。

橋本連立内閣誕生で規制緩和は一時頓挫

その間も政局はめまぐるしく変動し、自民党を屈辱の野党から救った村山内閣が倒れ、一九九六年一月一一日、橋本龍太郎連立内閣が誕生した。

どこの会社でもトップが交替すると方針は転換するものだが、政治に関してはそれがなお顕著に現れる。橋本総理は、いわずと知れた厚生族のドンであったし、厚生政務次官には、薬業界に精通している富山県選出の住博司衆議院議員（自民）が就任した。住厚生政務次官は、地元の富山で、「国民の安心と安全を脅かすことになる安易な医薬品販売規制緩和は断じて行わせない」と強調。橋本連立内閣の登場に、薬業界も一応、安堵の胸をなでおろした。ちなみに厚生大臣は、菅直人衆議院議員（さきがけ・当時）だった。

この橋本連立内閣の誕生で、医薬品販売規制緩和派の勢いは、一時的にせよ頓挫したかに思えた。

確かに一九九六年一月二六日、厚生省は政府が三月末までの年度内に予定している「規制緩和推進計画」の見直し・改定に対する検討状況の中間報告にあたる「厚生省の所管行政に係る規制緩和要望及びその検討状況」を公表したのだが、行政改革委員会報告書や経団連、チェーンストア協会などが強く要望している「医薬品に関する販売規制のあり方の見直し（品目を限定した医薬品のコンビニエンスストア販売など）」については、「検討中」と回答するのみだった。

また同年三月二九日、政府は閣議で「規制緩和推進計画」の改定を決定し、ミネラルの食品としての流通検討への着手などを打ち出したものの、一九九五年末に行革委報告書で「検討を開始すべき」とされた〝医薬品の販売規制のあり方の見直し〟については、計画に盛り込まなかった。このあたりは、厚生行政に詳しい橋本首相の意向が強く働いたとされている。

同年四月一九日、厚生省は規制緩和に関する意見・要望に対し、現行の制度・運用を維持するものについての理由などを公表した。経団連、チェーンストア協会など経済団体、行政改革委員会が要望元となっている医薬品販売規制の見直しについても回答したが、「コンビニエンスストアなどでの医薬品の販売」については引き続き「検討」とした。

しかし、医薬品の自由販売を求める経団連やコンビニエンスストア、大手スーパーは、攻めの姿勢を崩さない。同年七月二五日、規制緩和小委員会は「規制緩和に関する論点公開」を行い、その中で「医薬品の分類見直しによる一般小売店での販売」を再びあげてきた。

ただし、このときには「コンビニエンスストアでの販売」といった文字を消した一方、医薬品ドリンク剤の規制緩和をクローズアップしてきたのだ。

当時から遡ること約三年前に、ダイエーの中内会長が、ドリンク剤「リポビタンD」のコンビニ販売を訴えていた時点に戻ったという具合だが、医薬品を自由に売らせるようにしようという意思に変わりはなかった。

これに対して厚生省は同年八月三〇日、「医薬品の範囲見直し」の検討の結果として、食品としてのビタミンCで、一日摂取量七五ミリグラム以下のものは医薬品的効能効果を標榜しない限り、カプセル剤・錠剤・丸剤のこれまでの〝医薬品的形状〟を認める、と各都道府県に通知するにとどまった。

しかし、医薬品の自由販売を求める財界からの圧力は、このときも微塵も弱まってはいなかった。

置き薬に目をつけた経団連

薬業団体の猛反発などで遅々として進まない医薬品販売自由化に対して、経団連はここで大きく戦術を転換してくる。

一九九六年一〇月二八日、経団連は政府に、「規制の撤廃・緩和に関する要望」三九項目を提出した。その中の「取り扱う種類を限定した医薬品販売業の許可の新設」で、配置販売許可品目成分の医薬品に関し、新たな販売業態を設けるよう要望してきたのである。

一般小売店での医薬品販売の実現が予想以上に困難とみるや、「簡単に取れる販売業資格の新設」を提案し、そこで取り扱える医薬品の目安として、置き薬販売業で許可されている医薬品群をあげてきたのだ。

確かに「薬学的知識を持つ有資格者による医薬品の販売」という観点から見れば、日本独自の置き薬販売業は、小売薬業界にとってアキレス腱とされてきた。そこに目をつけた規制緩和派は、「置き薬」を規制緩和の突破口としてきたのである。

経団連からの要望に呼応して、経団連といわば表裏一体の関係である規制緩和小委員会は、早速動き出す。

同年一二月五日、規制緩和小委員会は一九九六年度規制緩和推進計画の見直しについての報告書『創意で造る新たな日本』をまとめた。

その中の「医薬品の分類見直しによる一般小売店での販売」で、「医薬品のうち人体に対する作用が比較的緩和で、販売業者による情報提供の努力義務を課すまでもないものについて、薬事法の許可を受けた販売業以外の一般小売店においても販売できるよう、引き続き医薬品のカテゴリーの見直しについて検討を進めるべきである」と提言したのである。

これに対し、マスコミも動き出す。各全国紙が「薬がコンビニエンスストアで手軽に買えるようになる」と、あたかも決定事項のように報道したのである。

一九九六年一二月一四日、富山県薬剤師会の招きで、「最近の日薬をめぐる諸問題」と題し講演した当時の日薬・吉矢佑会長は、一般用医薬品に関する販売規制緩和問題について、「相手は大手流通業者、攻防は今がまさに剣が峰」と語り、「販売規制緩和を求めている元凶はアメリカでもなんでもなく、アメリカの対日要求に便乗した経団連に所属する日本の大手流通である」とすると共に、この問題への対抗の困難さと危機感をにじませた。

スイッチOTCが始まる

一方その頃、医薬品業界では、ある画期的な出来事もあった。

それは、H2ブロッカーという、それまで病院の処方箋でしか出せなかった制酸剤（胃薬）の医療用医薬品が、薬局の薬剤師によって一般に販売できるようになったことだ。医療用医薬品が町の薬局（薬剤師が常駐する薬局）で販売できるようになることを「スイッチOTC」というのだが、このH2ブロッカーという胃薬がスイッチOTC化されたのである。

商品名では『ガスター10』などと呼ばれる薬だ。

なぜ、これが医薬品業界で画期的なことであったのか。

実はH2ブロッカーは、胃潰瘍のほとんどが抑えられるとされ、医師がよく使用していた医薬品であった。「胃潰瘍の手術はなくなった」とまでいわれるこの薬は、つまり医師にとってはまだ手放すには早い、惜しい医薬品だったのである。

この医薬品をスイッチOTC化した背景には、日本の少子高齢化による医療費の高騰があった。

日本の国民医療費（診療費や調剤費など健康保険対象となる医療費を指す。町の薬局・薬店や置き薬による初期治療費は含まれていない）は三三兆円に達しており、さらに毎年一兆円も増加するペースで膨らみ続けている。このままでは、あと二五年、三〇年すれば六〇兆～八〇兆円になり、〝国民医療費で日本の国家財政は破綻する〟と、医療費高騰の深刻さはずいぶん以前から厚生省によって喧伝されてきた。

しかも医療保険費を支払う若者はどんどん減るばかりだから、このままでは世界に冠たる日本の国民皆保険制度の破綻も目に見えている。

日本医師会の強力な圧力で、厚生省もなかなか抜本的な医療費削減策を打ち出せないまま時だけが経過していたが、一九九七年、そうした〝弱腰〟の厚生省が政策的に「医療用にだけ許可されてきた医薬品のうち、効き目が確かで、しかも安全性に関してそれほど心配ないものを、医療保険適用外の一般用医薬品に替える流れをつくっていこう」という方針を打ち出し、H2ブロッカーを矢面に出したのである。

当然これには、日本医師会の他にも、共産党系弁護士たちで構成する薬害オンブズパースン会議などが猛反発した。「H2ブロッカーを市販薬として販売させるのは危険極まりない」という理由からである。

これに対して厚生省は、「薬剤師に限って販売させるから、心配はいらないのだ」と、H2ブロッカーのスイッチOTC化に反発する勢力に反論し、あくまでスイッチOTC化を進めた。

一方で、医薬品販売の規制緩和を求める経団連などの勢力は、これまで以上に「医薬品を、コンビニでも一般商店でも自由に売らせろ」との要求を強めていた。

これにも厚生省は、「医薬品は、薬剤師が対面販売で売らなければ、その安全性は保障できない」との基本見解で対応していた。

つまり、医療用医薬品を市販薬にすること（スイッチOTC化）においても、あるいは「医薬品をコンビニでもどこでも、自由に売らせろ」という経団連などからの強い圧力（医薬品販売自由化要求）に対しても、厚生省は「医薬品は薬剤師という国家資格を取得した者が、管理して販売するからこそ安心なのだ」という理論的根拠で対応していたのである。

しかもその頃、NHKテレビが「薬剤師不在の薬局・一般販売業の実態」を短絡的に、あたかも薬剤師不在が即薬事法違反かのように大々的に全国放送し、店頭での「薬剤師不在」が大きく問題化していた。この機に合わせ、厚生省は一九九八年一二月二日、「ドラッグストアなどでは、必ず薬剤師を常駐させて情報提供を行わせるように」といった趣旨の局長通知を、全国の各都道府県薬務担当課に宛てて発している。

こうして厚生省は、医薬品販売を薬剤師（薬局及び一般販売業）に集中させることで、スイッチOTC推進と、医薬品販売規制緩和要望の双方に対応しようとしたのである。

そこには、もはや、薬種商販売業も配置販売業も特例販売業もなかった。

薬局及び一般販売業以外の医薬品販売業は、この時点で日本から消えてなくなる運命がすでに、厚生省官僚のあくまで「薬剤師の利権のみを守る」という意図によって、決定されてしまったともいえる。

この、「医薬品販売は一般販売業だけに集約していく」との厚生省の姿勢が表に出て鮮明化するに従い、日本チェーンドラッグストア協会（以下、ＪＡＣＤＳ）や全薬協などは、危機感を強めた。

都道府県によっては、局長通知に取り締りの寄りどころを得たとばかりに、ドラッグストアに対して厳しく薬剤師常駐指導と、恫喝的あるいは不利益処分的な見せしめの行政指導が行われたからである。省令では、各店舗に「管理薬剤師を一名置けばよい」となっているところを、「薬剤師が常時いる必要から、三名も四名も配置せよ」と指導する地方の薬務当局まで出てきた。

ＪＡＣＤＳは、「厳しい薬剤師常駐行政指導は薬事法上、不明確極まりない」として反発を強め、全薬協も「薬種商販売業が消滅させられてはたいへん」と危機感を強めた。

そして彼らは、置き薬業界にも共闘を呼びかけた。

しかし、当時唯一の置き薬業界全国組織であった全配協は、ＪＡＣＤＳや全薬協の呼びかけに、まるで応えなかったという。この後も続くこういった全配協の対応が、後々置き薬業界を窮地に追い込む一因となるのだが、それにはある理由があった。そのことについては、後ほど詳しく触れたい。

「医薬部外品」では飽き足らない経団連

ここで話は少し前後するが、一九九八年二月一九日、中央薬事審議会医薬品販売規制特

薬事法における「薬」の分類

① 医薬品	② 医薬部外品	③ 化粧品	④ 医療器具
薬に含まれる有効成分が認められ、病気の予防、または治療を目的とするもの。	医薬品に準ずるもの。有効成分は含まれているが、直接作用して病気の予防または治療に有効なものではないもの。	人の身体を清潔にする、美化するなどの目的で、身体に塗布、散布するもので、人体に対する作用が緩和なもの。	人もしくは動物の疾病の診断、治療、予防など使用されるもの。また身体の構造や機能に影響を及ぼす器具。
[主な該当商品] 医師または薬局で薬剤師が処方する薬。 薬局薬店で買える風邪薬、頭痛薬、胃腸薬、目薬など	[主な該当商品] 薬用歯みがき剤、育毛剤、入浴剤など [新医薬部外品] ビタミン剤、トローチなど	[主な該当商品] メイクアップ用品、シャンプー、リンス、石けんなど	[主な該当商品] 体温計、メガネ、コンタクトレンズ、補聴器など

別部会は一五製品群の医薬品について、医薬部外品への移行を了承した。このことに附随して、少し解説しておこう。「薬」について薬事法では、①医薬品、②医薬部外品、③化粧品、④医療器具の四つに分類している。

医薬品とは、医療機関や医師が処方した処方箋と薬局・薬店などで市販されている薬のこと。薬に含まれる有効成分が認められ、病気の予防または治療を目的とするものだ。

一方、医薬部外品とは、医薬品に準ずるもの。有効成分は含まれているが、直接作用して病気の予防または治療に有効なものではない。人体に対する作用が緩和で、医療器具以外の病気の予防または治療の補助として使用されたり、日常生活を快適に過ごすための補助となる効果が期待できるものとされている。たとえば、薬用クリーム、薬用歯みがき剤、育毛剤、染毛剤、制汗スプレー、入浴剤、薬用せっけん、薬用化粧品、ベビーパウダーなどがこれに当たる。

一九九九年には、後述する新指定医薬部外品と呼ばれるカテゴリーができ、ここでドリンク剤を含む、一五の商品が加わったのである。主なものに、ビタミン剤や外皮消毒剤、うおのめ・たこ用剤などがある。これらが医薬品から医薬部外品に移行することで、どこでも自由に販売できるようになった。こうなると、医薬品と医薬部外品との線引きは一体何なのか、という疑問が湧いてくる。

しかし、このような医薬部外品への移行だけで納得するような規制緩和要求派ではなかった。

経団連は一九九八年四月二一日、「配置薬では薬剤師の関与なしに風邪薬や鎮痛薬が売られているのだから、コンビニエンスストアや一般小売店でも売らせるべき」と政府に要望した。またしても、規制緩和の突破口として「置き薬」に狙いを定めてきたのだ。

これを受ける形で政府は、一九九八年五月、政府規制緩和委員会（委員長＝現・宮内義彦オリックス会長）を改めて設置する。そして同年七月二九日、中央薬事審議会一般用医薬品特別部会で、置き薬を含めた一般用医薬品のあり方の審議が始まる。

ちなみにこの頃、置き薬業界ではおもしろい変化も起きている。

厚生省は一九九八年九月一日、配置販売品目の大幅追加を行ったのだ。置き薬が規制緩和論者らから販売規制緩和の突破口、及びターゲットにされ、厚生省も他の薬業他団体もこれを苦々しく思っていたにも関わらず、塩酸ブロムヘキシン（風邪）、セラペプターゼ（同）など四成分・漢方二一〇品目が、「置き薬」として新たに追加許可された。

経団連による販売規制緩和要求はなおも続き、一九九八年一〇月二〇日、五五二項目に及ぶ「経済再生に向け規制緩和の推進と透明な行政運営体制の確立を求める」との要望書を政府に提出。この中の重点項目のひとつとして、置き薬での販売が認められていることを引き合いに出し、「薬（大衆薬）の販売自由化」をあげた。

また、この年の一一月五日、厚生省は公正取引委員会からの指摘に対応して、大衆薬の二重価格（比較対照価格と自店販売価格と並べて表示し、安いと感じさせることを目的とした表示）規制を撤廃。そして一一月一一日、中央薬事審議会一般用医薬品特別部会第三回公開部会で、H2ブロッカーのテレビ宣伝自粛や一般販売業・薬局における薬剤師管理の徹底をあげた。

一九九九年三月には、財界などからの一連の強い規制緩和要望に応えた形で、「新指定医薬部外品」が許可され、ダイエーの中内会長が希望した「リポビタンD」のコンビニエンスストアでの販売は、医薬部外品としての形ながら実現した。中内氏の六年にもわたるねばりが事態を一歩前に運んだわけだが、もちろん、医薬品販売自由化を望む大手流通業界は、この後も医薬品のままでの自由販売を要望し続けた。

同年七月三〇日、行政改革推進本部規制改革委員会（委員長＝現・宮内義彦オリックス会長）は、規制改革に関する論点公開で、「一部大衆薬の販売自由化」をまたも盛り込んでいる。さらに一二月一四日には、一五薬効群の医薬部外品移行では不十分だとし、「一般小売店で自由に販売できる大衆薬分野の創設」を重ねて提言した。

こうした動きに対して、既存薬業界は、「一般用医薬品の販売のあり方を規定する薬事法の販売規制は、日本人がその長い歴史・社会のあり様を踏まえて法文化した〝社会的規制〟であって、一般用医薬品といえども、誤った使用方法を採られれば重篤な副作用が起こりえるのだから、薬の知識を持った者による販売許可制度が日本の国では絶対必要である」という考えを主張。

しかし、そのような議論は、あくまで経済合理性を追及する規制改革委員会とは、まったくすれ違う状態だった。

妥協なき先鋭化した議論

二〇〇〇年三月二二日、厚生省医薬安全局医薬品範囲基準見直し検討会が「食薬区分の見直し」の方向性を示した。さらにその直後の三月三一日、政府規制緩和推進三カ年計画が閣議決定されたが、経団連などが強く要望していた「薬剤師が介在せずに扱える医薬品の拡大や医薬品カテゴリーの見直し」については見送られた。

同三カ年計画では、既得権益が著しく脅かされている中・小企業の意向を反映した自民党の要請を受け、総論の『規制緩和の推進に伴う諸方策』『公正かつ自由な競争の促進』で、「中・小事業者に不当な不利益を与える不当廉売、優先的地位の濫用などの不公正な取引に関する考え方の一層の明確化に努め、厳正・迅速に対処する。さらに、商品・サービスの品質や内容について誤認を与えるなどにより、消費者の適正な選択を妨げる不当表示などに対して厳正・迅速に対処する」といった文言も盛り込んだ。

これに対し、一〇月一七日に経団連が発表した報告書では、「平成六年以来進められてきた規制緩和によって新しい産業が創出され、新しい雇用が生まれた」とされていた。しかし、その陰で従来の産業は破壊され、大幅に失業者が増大する事態に陥っていたこともまた事実であった。

コンビニエンスストアなどで自由に医薬品を販売するという事態には至らなかったが、その代わりに一般用医薬品の一部を医薬部外品に移行するという措置が取られた。既存薬業界は、「これをもって販売規制緩和は最大限に行われた」とし、また厚生省も、そのような認識を明らかにしていた。

ところが、二〇〇〇年七月二六日、行政改革推進本部の規制改革委員会は、その論点公開において再び、「一部医薬品の医薬部外品移行では十分ではない。一般用医薬品の販売規制緩和をさらに進めるべきだ」との趣旨の提言を行った。

すでにインターネットによる一般用医薬品の自由販売、あるいは一部医薬品の医薬部外品移行によって販売の自由化が図られていたが、「カタログ販売対象となる医薬品の拡大」という名目のもとに、さらにその範囲を広げるよう表明したのである。

しかしそこには、「何の薬の知識もない一般の小売店でも医薬品を自由に売らせるべきだ」という趣旨が如実に現われていた。

それを踏まえて二〇〇〇年一二月一二日には、その規制改革委員会による論点公開の内容そのままが、規制改革委員会の最終見解ということで、提言としてまとめられた。

こうした一連の攻防が続く中、いわゆる薬業三団体（医薬全商連・日薬・全薬協）は、医薬品販売規制緩和絶対反対の全国的な総決起大会を、一九九四年から、九五年、九六年、さらに二〇〇一年と、わずか八年の間に四回も開いた。

そして二〇〇一年、四回目となる「医薬品流通に関する規制緩和反対総決起大会」は、二月一三日、東京・赤坂プリンスホテルで開かれ、全国から過去最高の一八〇〇名が参集した。これまで何かと蚊帳の外に置かれていた置き薬業界の団体である全配協も、四回目にして初めて、他の薬業三団体と肩を並べ〝小売薬業四団体〟として参加をしている。

この時点では、すでに互いの議論は先鋭化しており、それぞれの立場、理念の問題になっていて妥協を図る余地はない状況までになっていた。

しかしこの後、「構造改革なくして景気回復なし」といったあの首相の登場によって、規制緩和派は一気に勢いづき、反対派は窮地に追い込まれていくことになる。

3章

薬業界を破壊する

小泉改革の裏と表

日本は規制緩和の何を「間違えた」か

規制緩和という流れが起こった大きな要因は、アメリカンスタンダード、いわゆるグローバリゼーションである。

七〇年代よりすでに記されはじめた、アルビン・トフラーの『未来の衝撃』『第三の波』『パワーシフト』の三部作でも述べられているように、イノベーション（技術改革）の結果、時間と距離、国境の壁が突き崩され、アメリカンスタンダードという名のグローバリゼーションが世界中を席巻して、西も東も、南も北も関係なく、その波に飲み込まれている。

コンピュータ社会という名のイノベーションによって二四時間、時間の壁はなくなった。オフィス街を見れば一目瞭然である。現在、夜中の二時でも三時でも真っ暗になっているオフィスビルなど、少なくとも東京の中心地ではめったにお目にかからない。ビジネスが世界と結びついている以上、ニューヨークが、ロンドンが、台北やシンガポールが、香港が、サンパウロが活動している時間帯は、やはり業務時間なのである。

また、こういう考え方もある。日本の工場のラインがいっぱいであっても、ルーマニアやハンガリーの工場が空いていたらどうするか。空き工場のラインを有効利用すれば、いつでも生産でき、製品を安定供給することが可能だ。

そういった観点でビジネスをすることが、グローバリゼーションである。グローバル化された企業に、もはや国境も国家もありはしない。あるのはあくまでもマネーの量であり、キャピタルの価値である。

そのようなマルチナショナルカンパニーにとって、ローカルな規制はなければないほど、運営にとっては有利であり、また利益追求にとっても有利である。今、あえてローカルという表現を使ったが、マルチナショナルカンパニーにとっては、日本や中国、インド、イギリス、ドイツ、ブラジル、オーストラリア……こういった国々はすべてローカルガバメントでしかないはずである。おそらく彼らにとっては、アメリカ政府でさえもローカルガバメントのひとつに過ぎないのであろう。

よって、ローカルガバメント（国家）にとって、マルチナショナルカンパニーは利益・

目的を共にする存在ではない。国民の生活福利を守っていく立場のローカルガバメントにとっては、極論すれば、最大の敵であり、最大のライバルである。

そこを考えずに日本政府は「規制緩和」という単語を素直に受け取り、必ず附随していなければならないペナルティ、侵してはいけないルールの明確化や規定といったものを、おざなりにして規制緩和を進めてしまった。国際基準であろうがローカル基準であろうが、ルールの明確化は必須であり、かつ規則に法ったルールの施行が必要である。

二〇〇一年に発足した小泉内閣は、閉塞感の打破を求める熱狂的な国民世論を背景に、こういった「規制緩和」「構造改革」を押し進めた。しかし、その一連の騒動の中で、果たして「その後」は、どれだけ考慮されていたのだろうか。

「自民党をぶっこわす」で息を吹き返した規制緩和派

二〇〇一年一月六日の省庁再編で、厚生省は労働省と統合され、厚生労働省（以下、厚労省）となった。

そしてその年の四月二六日、ついにあの「自民党をぶっこわす」で旋風を巻き起こした第八七代・第一次小泉純一郎内閣が発足するや、森喜朗内閣時代とは打って変わって、医薬品販売規制緩和を求める勢力は、おおいに息を吹き返した。

その前の森内閣時代は、どちらかといえば規制緩和推進派にとって歯がゆい思いをさせられた時期だった。たとえば、森内閣で閣議決定された「規制緩和推進三カ年計画」においても、経団連などからの強い圧力にも関わらず、医薬品販売の規制緩和策については、医薬品カタログ販売での追加範囲拡大のみで、新たな規制緩和措置は盛り込まれなかった。

しかし、小泉内閣発足とほぼ時を同じくして、それまでの行政改革推進本部規制改革委員会は廃止され、内閣府に「総合規制改革会議」を新たに発足し、議長には宮内義彦氏（オリックス会長）が就任。さらに同年七月二四日には、「中間のまとめ」を公表し、その中で「二〇〇二年度中に、コンビニエンスストアなどで販売可能な制度の整備」を求めると、一〇月一六日には、経団連がまとめた改革要望の中で、それを受けるかのように医薬品のドリンク剤とビタミン剤の全面販売自由化を求める「一般小売店における医薬品販売の規制緩和」を掲げた。

そして、一二月一一日には、総合規制改革会議が「第一次答申」をまとめ、その中に

「医薬品販売の規制緩和」を盛り込むなど、一気に規制緩和派が勢いを増していく。

この先、小泉内閣は、アメリカからのいわゆる「年次改革要望書」を基礎においた郵政事業の民営化（二〇〇七年一〇月一日より発足）や、道路関係四団体の民営化を含めた「官から民への改革」、そして国と地方の「三位一体の改革」を押し進めることになる。

小泉首相は「構造改革なくして景気回復なし」と発言し、経団連に所属する大手メーカーと流通業界がこれにこぞって賛同したことは記憶に新しい。後に郵政民営化に賛成か反対かを問い、衆議院を解散した上で民意に賛否を問う、郵政民営化選挙（二〇〇五年衆議院解散総選挙）にまで発展するが、これらをめぐって自民党の改革反対派議員や官公庁と対立することにもなった。

それは医薬品規制緩和問題についても同様で、強引な規制緩和路線に対して反発する議員や官公庁は「抵抗勢力」と位置づけられることとなる。

しかし、前述の年次改革要望書を紐解くと、実は医薬品販売の規制緩和については、触れられていないことに気づく。ボリュームも利幅も大きいであろう医師向けの医薬品については、承認の簡素化、迅速化、さらに栄養補助食品の規制撤廃などがくり返し求められているが、少なくとも改革要望書において市販薬販売の自由化をアメリカは要求していない。

第二章で触れた当時の日薬・吉矢会長も、「販売規制緩和を求めている元凶は、アメリカの対日要求に便乗した経団連に所属する日本の大手流通」と指摘しているように、当時の財界がその威を借りて、世論を動かしたともみてとれるのだが、この事実も踏まえて、このあとの流れを振り返りたい。

総合規制改革会議VS厚労省

二〇〇二年に入ってからも、財界からの医薬品販売規制緩和要望は続いた。

小泉内閣は二〇〇二年三月二九日、「規制改革推進三カ年計画」の中で、「一五製品群の医薬部外品への移行状況を踏まえ、一定の基準（たとえば発売後、長期間経過し、その間に副作用などの事故などがほとんど認められないものなど）に合致し、かつ保健衛生上、比較的危険が少ないと専門家などの評価を得たものについて、一般小売店で販売できるよう見直しを引き続き行う」との方針を打ち出した。

また、同年五月二八日には、経団連が日本経営者団体連盟（日経連）と合併し、新たに「日本経済団体連合会」が発足している。この新生・日本経団連も、これまで同様、医薬品を一般小売店で販売できるように訴え、それが日本の経済の活性化につながると主張した。これに呼応する形で、総合規制改革会議も「さらなる医薬品販売規制緩和策について、二〇〇三年度末までに結論を明らかにするように」としている。

これに対して厚労省は、学識経験者に消費者代表を交え、「新指定医薬部外品検討会」を発足。これまでもいくつかの医薬品を医薬部外品に移行することで一般小売店でも販売できるようにしてきたが、さらに新たに移行させる医薬品の検討に入ったのである。

その検討会の委員からは、小泉首相が議長を務める経済財政諮問会議が掲げた「医薬品のうち、人体に対する作用が比較的緩やかなものについては、一般小売店での販売解禁」という方針に、疑問や批判が相次いだ。

「ヨーロッパの制度でなく、アメリカのやり方、制度が本当に正しいといえるのか」「日本の国民の多くは、本当に医薬品の販売自由化を望んでいるのか。服薬指導の実態がないというが、購入者は適切なアドバイスを最近いっそう強く求めている。むしろ、きちんとした服薬指導を行う体制づくりこそ行うべきではないのか」といった意見だった。

これに対して総合規制改革会議の鈴木良男副主査（旭リサーチセンター代表取締役社長）は、厚労省との公開討論会の席上、「政府総合規制改革会議は、はじめから厚労省の検討会に期待などはしていない」といってのけた。

これは、厚労省側が「検討会の場で医学・薬学の専門家に消費者の代表も加えた中立的な人からのご意見もいただきながら、国民の民意がどこにあるかも考え、この問題に対処したい」と述べたのに対して鈴木副主査がいい放ったもので、鈴木副主査は「検討会はどうせ規制撤廃つぶしのために行われるようなもの」と決めつけ、はじめから検討会の検討結果内容をまったく問題にしていないとの姿勢を明確に示していた。

規制緩和をめぐる公開討論

そして二〇〇三年に入ると、小泉内閣はさらに医薬品販売規制緩和姿勢を鮮明にする。

同年二月一七日、小泉首相自らが議長を務める経済財政諮問会議は、内閣府・総合規制改革会議の「アクションプラン」を了承。この「アクションプラン」の「とくに重視すべき」という六項目のうちのひとつに、「一般小売店での薬販売」をあげた。

三月には総合規制改革会議と厚労省との間で公開討論が開かれたが、石原伸晃行政改革（規制改革）担当大臣を筆頭に、総合規制改革会議側は、厚労省に激しく医薬品販売の自由化を迫った。

さらに、この公開討論の中で総合規制改革会議側は、置き薬販売業の実態を取り上げて、「置き薬販売従事者に認めて、なぜ一般小売店での医薬品販売を認めないのか」と、医薬品の販売自由化を主張したのである。

ちなみに、この公開討論における総合規制改革会議側と厚労省との置き薬販売業をめぐるやりとりは、次のようなものだった。

福井秀夫専門員（政策研究大学院大学教授・当時） 配置販売業について、知識経験を有する者ということで、高校で勉強して三年以上の販売経験とか、五年以上の販売経験とあるが、こういう基準を設ければ、配置販売業について、副作用などの弊害が無いというご判断で、こういうことを認めておられるのか。

田坂治総務課長（厚労省医薬局総務課長・当時） 一応、こういう形で担保しているということだ。

福井専門員　だったら同じ基準を、仮にコンビニエンスストアの店員にも定め、コンビニエンスストアの店員で五年以上の販売経験のある人を認めて、何の支障があるのか。

田坂総務課長　私共は、本来、薬剤師のいる薬局ということで、薬の販売に対する安全性を担保しようと導入したわけだが、その当時からこういった実態（配置販売業の存在）があるので、それをすぐさま否定することができなかったので、それをいかに本来の形に近づけるかということで、いろいろ規制をしているわけだ。

福井専門員　（配置販売業者の）既得権の問題ではなく、国民の生命・身体・健康のためが大前提だろう。

　であれば、既得権があるかどうかで、国民の健康状態が変わることはないはずだから、こういう基準を設けたということは、富山の薬売りについても、五年以上販売している人は、知識・経験があるはずだという、一種の政策的割り切りをされたわけだろう。

　だったら、それと同じ要件をコンビニエンスストアに課すことで、国民の生命・身体・健康は守られるという前提にならなければ、首尾一貫しないし、つじつまが合わないではないか。

田坂総務課長　こういう（配置販売業という）、薬剤師制度が導入される以前にあった制度も、本来……。

福井専門員　（田坂総務課長の発言を遮る格好で）以前か以後かは国民の健康とは関係ない。患者なり、健康に興味がある普通の市民にとって、五年以上販売経験があれば、それは構わないと厚労省が割り切っているなら、それはコンビニエンスストアで売ろうが、富山の薬売りだろうが、その患者、あるいは薬を買いたい消費者にとって、富山の薬売りから買ったときは大丈夫で、コンビニエンスストアから買ったときには副作用があるという、その医学的根拠があるなら教えてほしい。そうじゃないのであれば、同じ基準でないと、おかしいのではないか、という質問だ。

田坂総務課長　私共の制度というのは、常に完璧ではない。より良く改善しようとしているわけで、配置販売業も、いわばそういった歴史的なものなので、例外的に認めているわけだ。

福井専門員　これ（配置販売制度）は悪い制度なのか。いずれ廃止すべき制度なのか。

田坂総務課長　極力、本来のカタチに近づけたいというのが、我々の考えだ。

福井専門員　しかし制度（配置販売業の存在）が残っているということは、医学的根拠があるということだから、医学的につじつまが合う政策としてやっていただきたい。

田坂総務課長　つじつまの合うようなカタチに、もっていきたいということだ。

福井専門員　今の説明では、（配置販売業の存在が）つじつまが合っていないと自白されているのと同じではないか。

田坂総務課長　現在のカタチは、その途中経過にあるということだろうが、本来のカタチに、私どもは、もっていきたい、と考えている。

原則論ではあるが、議論の進め方から見ると、福井専門員の発言に分があるように思われる。伝統も既得権も、国民の健康を守るという大義の前では、説得力が失せてしまうからだ。

ただ、この議論を我々置き薬業界の人間から見れば、どちらも置き薬販売業がどのような販売システムかを知らずに「置き薬」について語っていると言わざるを得ない。

置き薬販売業と店舗販売業とでは、おのずから違う。

店舗販売業の場合は、薬を購入する者の名前や住所などは確認できない。だから、販売する際にも、十分な説明などが事前になされなくてはいけない。

しかし、置き薬販売業の場合は、各家庭単位に、どこの誰に何という薬が、どれだけ販売され使用されたかがはっきりわかる販売システムであって、店舗販売のような不特定多数への販売形態ではないのである。

売り手と買い手がはっきりしている。

しかも置き薬販売業は、現金販売や転売されるおそれのあるところへの置き薬の配置（いわゆる事業所配置）すら禁じられている。そして定期的訪問を行うため、決して〝売りっぱなし〟ではない。販売した薬で何かトラブルがあり、そのお得意先の信用を失えば、もう訪問できなくなるため、医薬品にまつわるトラブルには細心の注意を払ってきた歴史がある。

医薬品販売の世界では、どこの誰に、どんな薬を渡したかという記録が残るのは、医師のカルテ、処方箋を除くと、「保険薬局の調剤記録（いわゆる薬歴管理）」と置き薬の「懸場帳《かけばちょう》」だけなのである。

こうした、本来、医薬品販売に非常に適した販売システムだからこそ、置き薬販売業は存在を認められてきた。置き薬は長年の歴史の中で育まれてきた「文化」ともいえるのだ。

しかし、厚労省側も総合規制改革会議のメンバーも、このような置き薬販売の実態についてよく理解していなかったといえる。

厚労省側にとって置き薬販売は、「薬剤師を軸とする医薬品の販売制度」を守るにあたっての〝邪魔もの〟程度の認識だったのだろう。一方の総合規制改革会議のメンバーは、どこでも売ることができるようになれば、さらに医薬品が売れて安くなる、という経済観念しかなかった。ゆえに、表面上の制度矛盾をつくだけの議論となっている。

既存の置き薬販売業を引き合いに出してコンビニでの医薬品販売自由化が検討されるのであれば、置き薬販売業と同じような業態で販売するか、そうでなければ消費者の安全を守るルールづくりを進めることが、まずなされるべきだろう。

「攻める民」「譲らぬ官」

この医薬品の販売規制緩和をめぐる総合規制改革会議と厚労省との公開討論の様子は、日本経済新聞も大見出しに「攻める民」「譲らぬ官」と取り、報じている。

規制改革会議の宮内義彦オリックス会長らが、公開討論で「規制改革に反対する官僚の抵抗」をあぶり出し、世論を背景に既得権の壁を突き崩したい考えだとし、国民は一〇〇円ショップでもどこでも医薬品が自由に売られるのを望んでいるのに、それを厚労省が阻んでいるという構図を印象づける記事だった。

この日経記事も、「富山の薬売りに認めたなら同じ基準でコンビニエンスストアに認めることもできるはずだ」（福井政策研究大学院大学教授）との発言に、「富山の薬売りは薬剤師導入前からあった。極力、本来のカタチに近づけたい」（田坂厚労省医薬局総務課長）と答弁した厚労省の見解に注目していた。

経団連の意向を色濃く反映している日経新聞は、「薬剤師を置かないで販売している業態が、医薬品販売業全体で三割近くを占めている点を突かれると、厚労省側は防戦に追われた」と報じたのである。

こういった記事には、当時のマスコミ論調の大勢を占めていた、規制改革＝善、抵抗勢力＝悪という、あくまで単純な図式が如実に現れている。

しかし規制緩和、こと医薬品販売の問題に限っては、こういった「民」と「官」の対立など、本当にあったであろうか。

たとえばちょうどその頃、セルフメディケーション推進協議会による「セルフメディケーション・フォーラム二〇〇三」が日本チェーンドラッグストア協会（以下、ＪＡＣＤＳ）と日本大衆薬工業協会との共催で開かれている。

その討論会に出席したタレントのリサ・ステッグマイヤーさんと日本消費生活アドバイザーコンサルタント協会常任顧問の棚橋節子さんは、「近くのお店まで何十キロ何百キロと走らなければ行けない大陸国家アメリカと違う狭い島国・日本では、薬はちゃんとした販売ルートで売られることが望ましい」と発言している。

つまり実際は「民」、とくに主婦層の人たちに問えば、子どもたちの薬物乱用などのことも念頭に置いて、薬が簡単に売られることは好ましくないと考えている人が、実は多いともいえた。

しかし、厚労官僚による答弁は、既得権益を守るために「防戦一方」となった「抵抗勢力」という印象しか与えないものだった。そういった発言が、既存の伝統ある置き薬の価値をないがしろにし、そこにある「民」の声を反映していない構図に見せてしまっている。

不可解な奈良県薬務課の要望

このような激しい攻防が続いているちょうどその頃、置き薬業界である不可解なことが起きていた。

私の地元でもある奈良県薬務課が、各種規制を緩和する「構造改革特区」の二次募集で、薬務局長通知で事実上禁止されている会社や事務所への置き薬の配置、いわゆる「事業所配置」の容認を求めたのである。

これに対し厚労省は「事業所配置は特区といえども不可」と回答したが、この奈良県薬務課の提案に関して、内閣官房構造改革特区推進室は敏感に反応し、厚労省へ「検討」を要請した。

厚労省は、十分な服薬指導を行う責務が置き薬販売業者にはあり、置き薬販売業は、置き薬を使用する対象が特定少数の家族などに限定されているところから認められているのであって、不特定多数を販売対象とする置き薬販売は認められない、としてこれを「不可」とした。しかし、内閣官房構造改革特区推進室は再検討を厚労省に要請し、厚労省が二度目の「不可」を回答すると、またしても、「再々検討」を要請したのだ。

構造改革特区での事業所配置容認を求める奈良県薬務課の意見は、「配置箱は事業所内の社員のみが立ち入る事務所に設置し、薬剤説明文も添付することを義務づけることにより、保健衛生上の危害防止が可能」というものだった。

しかしこれは、まったくもって不可解な提案である。そして奈良県薬務課は、これを奈良の置き薬業界に何の相談もなしに行ったとは思えない。

このとき置き薬業界を含む薬業団体は、小泉首相の経済財政諮問会議と総合規制改革会議が打ち出した「一般小売店での薬販売」、すなわち「薬販売の規制緩和」に反対していたときだった。

そうした時機になぜ奈良県薬務課が、まさに「薬販売規制の緩和」にあたる「事業所配置の容認」を、「構造改革特区」という形であれ、持ち出したのか。

日本薬剤師会も当時、この奈良県薬務課の行動に重大かつ深刻な関心を抱いた。

事業所配置容認要請の真の狙いとは

実は、コンビニエンスストアなどでの医薬品販売自由化をめぐる攻防は、二〇〇三年六月頃がヤマ場だとされていた。

この時期に、小泉首相が議長を務める政府経済財政諮問会議が検討していた、日本の経済改革方向を示す「経済財政運営と構造改革に関する基本方針二〇〇三」（骨太の方針第三弾）の閣議決定で、「医薬品を医薬品のままで自由に販売できるようにする」内容が盛り込まれるか否かにかかっていたからだ。

経済界の意向をとかく重視する小泉首相が、あと先も考えず、「とにかくあらゆる規制は撤廃すべし」との強硬論のもとに、そして、この小泉首相の場当たり的手法を圧倒的に支持する国民世論を背景に、医薬品の販売自由化も指示するのではないか、という話も囁かれていた。

そうした大事な時機に、彼らにとって奈良県薬務課の提案は、まさにグッドタイミングだった。医薬品販売規制緩和を何としても進めたい内閣府が、厚労省に対して再々検討要請をするのは当然の流れである。

内閣府が既存の置き薬業界の業権拡大と業界の将来を考えて、この「事業所配置容認」にこだわるはずはない。既存の置き薬業界とはまったく関係のない、もっとケタ違いに大きな経済勢力の意向が働いてのことである。

彼らが目指すのは、あくまで「一般小売店などでの薬の自由販売」であって、その実現のためには、この置き薬の事業所配置容認が非常に有利に働くからこそ、彼らはこだわったのだ。

これまで置き薬業界は、置き薬販売のあり方を医薬品販売自由化の突破口にしようとした規制緩和派に対し、「置き薬販売は、店舗販売のように不特定多数への販売形態ではない」と反論していた。

しかし、その反論を真っ向から切り崩してしまう絶好の材料が、この「事業所配置容認」なのである。

少し時期は遡るが、二〇〇一年四月には、ドラッグストア最大手「マツモトキヨシ」の子会社の置き薬販売会社が、千葉と埼玉で、薬事法で禁じられている現金販売を行っていたとして摘発される事件があった。小売最大手企業のマツモトキヨシグループ会社の不祥事だけに、この事件は日刊紙を賑わした。

この記事の中でも、「薬事法で禁止されている現金販売」に合わせて、「厚労省通知に反した事業所配置」について触れられている。

つまり、医薬品販売規制緩和を押し進めたい総合規制改革会議のバックを構成している人間も、置き薬業における「事業所配置」をめぐる問題は、十分に認識していた。

仮にこの「事業所配置」に厚労省がＯＫを出せば、「置き薬販売は特定の把握可能な消費者に限定された販売だから特別である」という論旨と、つじつまが合わない事態が発生する。

誰でもどこでも売れるならば、置き薬販売業の資格も要らない。置き薬業界は、せっかく薬事法に明記された「薬を売る資格」という置き薬販売業者の既得権を自ら放棄することになる。

このように、規制緩和の突破口となる特区提案を、なぜ奈良県薬務課がわざわざ、しかもあの時機に行ったのか。

しかも、当時その奈良には、唯一の置き薬業団体であった全国配置家庭薬協会の会長を三〇年以上も勤める置き薬業界のドン、佐藤又一氏（佐藤薬品工業社長）がいた。厚労省の局長人事でさえ自分の思い通りにでき、気に入らない局長などいつでもクビにできると豪語している人物である。

それにも関わらず、なぜこのような提案を奈良県薬務課が行ったのか。今もって不可解極まりない。そのドンへの相談なしに、薬務課が勝手に行ったとはとても考えられないのである。

「事実上、販売規制は崩壊している」

前述したように、薬業界が「二〇〇三年六月が攻防の天王山」と捉えていた通りに、規制緩和を求める勢力は、さらに攻勢を強めていく。

二〇〇三年五月二八日、第一一回経済諮問会議で、総合規制改革会議の宮内義彦議長は、「医薬品自由販売化要求」を強調し、その中で、「富山の薬売り、いわゆる配置販売業」という言葉を用いて、次のように発言した。

「医薬品の一般小売店における販売については、現に薬剤師を配置しない特例販売業や富山の薬売り、いわゆる配置販売業がすでに全国に五〇〇〇近く存在しており、事実上、販売規制は崩壊している。コンビニエンスストアなど一般小売店での医薬品販売についても、医薬品はコンビニエンスストアで扱って欲しい商品の第一位という調査から、国民のニーズも極めて高く、早急に解禁すべきだ」

この第一一回経済諮問会議には他に、石原伸晃行政改革（規制改革）担当大臣、鴻池祥肇構造改革特区（防災）担当大臣、竹中平蔵経済財政政策（金融）担当大臣、そして坂口力厚生労働大臣などが出席していた。

総合規制改革会議議長の宮内会長と石原行革担当大臣、鴻池構造改革特区担当大臣の三人は、医薬品の販売自由化に関して、ガンとして首を縦に振らない坂口厚生労働大臣に対して、小泉首相のリーダーシップのもとで、トップの決断による政治決着を強く求めたようである。

「コンビニの売上げが増えるだけの話」

これに対して坂口厚生労働大臣は、二〇〇三年五月三〇日、閣議後の記者会見で次のように述べている。

記者　先日の経済財政諮問会議で規制改革の重点六項目について、小泉首相から調整を進めるようにとの指示があったと思いますけれども、六月（五日）に石原行革担当大臣と折衝されるようですが……。

坂口厚生労働大臣　六項目のうち、四項目が厚生労働省関係でございまして、宮内議長は厚労省に恨みをお持ちではないかと、冗談を半分申し上げたわけでございますが、私は今、規制改革を行わなければならないということにつきましては、十分な理解をしているつもりでございますが、それは経済の活性化に結びつくものでなければならないという風に思っております。

（中略）

また、薬を今まで薬局で売っておりましたのを、その他のお店で売れるようにしようという話につきましても、どこで買うかというだけでありまして、薬局の売上げが減って、そしてコンビニエンスストアの売上げが増えて、というだけの話であって、新しい経済の活性化に結びつくものではないと私は思っております。したがって、経済活性化というのは、もう少し観点を変えてやってもらうべきではないかと。

（中略）

少しやり方がおかしいのではないかと、先日、申し上げたところでございます。できるものはできる、できないものはできない、そういう風に申し上げたところでございます。

当時の医薬品販売規制緩和は、閉塞状況にあった日本経済の活性化のためという口実のもとに行われようとしていた。しかし、当時の坂口厚労大臣は「それを行っても、既存の薬局の売上げが減ってコンビニエンスストアの売上げが増えるだけ」と述べた。

果たして、現実はどうだったのか。

一九九九年に行われた第一次医薬品販売規制緩和で、医薬品ドリンクなどが同じ処方内容で医薬部外品に移行され、自由販売が可能になっている。総合規制改革会議側は、この措置によって「経済の活性化につながった」と主張し、確かにその後のデータでは、医薬部外品は医薬品から移行されたことで、売上げがアップしている。

しかし、一方で医薬品は売上げが急激に落ち込み、二〇〇一年のデータなどでは、医薬部外品と医薬品をトータルした数値でみても、規制緩和前よりむしろ下がっている。

医薬品販売規制緩和が経済活性化に結びついているという総合規制改革会議の主張は、データ的にはまったくの誤りであったのだが、当時のマスコミはこれを一切無視している。こういった事実にも、規制緩和策はすべて正しいという一元的な風潮をつくりだした、当時のマスコミの姿勢がよく表れている。

その頃、医薬品販売業界では日本薬剤師会（以下、日薬）、全日本薬種商協会（以下、全薬協）、全国配置家庭薬協会（以下、全配協）、全国医薬品小売商業組合の、いわゆる薬業四団体は、土壇場の阻止運動を展開していた。

日薬が三大全国紙など日刊新聞六紙に、異例の意見広告を大きく掲載。さらに木村義雄厚生労働副大臣を訪ね、内閣府に屈することがないように要請し、さらに与党国会議員約二三〇名をまわり協力を求めるなどをしている。

しかし、何も薬業団体だけが反対していたわけではない。

たとえば社団法人日本薬学会も、「国民への医薬品の販売のあり方は、利便性の観点ばかりでなく、全国民の生命・健康の保護の観点から判断すべき。国民の医薬品への理解を深め、医薬品の適正な使用を通じて国民の健康を守る立場にある日本薬学会は、内閣府総合規制改革会議が進めようとしている『医薬品の一般小売店における販売』について、再考を求める」と異例の見解を発表している。

また一方では、多くの地方議会も、医薬品を一般小売店で販売させることへの反対意見を採択し、国会などに提出している。その数は、二〇〇三年八月一日の時点で、北海道、青森、茨城、東京、愛知、京都など二七の都道府県に及んだ。

また、市議会でも、旭川市や仙台市、水戸市、名古屋市、長野市など九つが採択。地方議会が医薬品の一般小売店での販売に反対する意見は、確実に全国に広がっていた。

しかし、こうした〝地方の声〟も、当時の圧倒的な「世論」をバックにつけていた小泉内閣と総合規制改革会議にとっては、〝改革への抵抗勢力〟に過ぎなかった。地方議会は国民の声を反映していないとして無視している。

ついに閣議決定された「骨太の方針第三弾」

そうした中で、医薬品規制緩和攻防のヤマ場とされてきた、二〇〇三年六月を迎えた。

小泉首相は六月一八日、ガンとして首を縦に振らない坂口厚労大臣に対して、一般小売店における医薬品販売について、「安全面で問題がないと確認できた医薬品を、今年度中（二〇〇三年度中）に、コンビニエンスストアなどで販売できるようにせよ」と指示した。ただし、医薬品のままで販売させるのか、またしても医薬部外品に移行して販売できるようにするのかまでは小泉首相も踏み込まず、この件については、今後政府部内で検討し、二〇〇三年度中に結論を出すことになった。

六月に入り、石原行革担当大臣と坂口厚労大臣との間での大臣折衝が三回持たれたが折り合いがつかず、小泉首相を交えた三人での折衝も行われたが、議論はやはり平行線で、結論は小泉首相の「預かり」となっていたのである。

これに対して自民党は六月一九日、小泉内閣の経済財政諮問会議が固めた規制改革に関する骨太方針などの了承手続きを見送っている。

自民党厚生労働部会は、「医薬品販売規制は、社会的規制か経済規制か。経済的効果のみで適否が論じられるべきではない。検討対象とする理由などを明確にし、幅広い議論を尽くすべき」と主張した。

当時、自民党内部には、あまりに強引な小泉方針への反発も強かった。「経済財政諮問会議をはじめとする審議会の方針が、ことごとく閣議決定されている。審議会は議決機関ではない。これでは国会議員など、不要ではないか」「方針は、骨太でもなんでもない。どっちでもいいような話ばかりしている」などと、与党である自民党を無視した運営方法に批判も噴出していた。

こうした経緯を経て、小泉内閣はようやく二〇〇三年六月二七日、「経済財政運営と構造改革に関する基本方針二〇〇三」（骨太の方針第三弾）を閣議決定した。

注目された医薬品の販売自由化については、明確な表記はなされなかった。

「医薬品の一般小売店における販売については、利用者の利便と安全の確保について、二〇〇三年中に十分な検討を行い、安全上特に問題がないとの結論に至った医薬品すべてについて、薬局・薬店に限らず販売できるようにする」との表現にとどまったのだ。

そこに、「医薬品を医薬品のままで、どこでも、自由に販売できるようにする」との表現が記されることはなかった。

小泉首相のハラとしては、医薬品のままでの自由販売を求める財界と、これに抵抗する薬業界および地方議会などの折衷案として、またしても、第二次医薬部外品移行で双方の顔を立てたいという考えがあったのか。結果的にはこの後、また大幅な医薬部外品への移行が行われるが、ひとまずギリギリのところで、医薬品の販売自由化は見送られた。

しかし、このような回答で納得する財界や、総合規制改革会議ではなかったことはいうまでもない。彼らと厚労省側の戦いは以後も続くことになる。

終わらない戦い

「骨太の方針第三弾」が閣議決定された翌々日の六月二九日、富山県黒部市で開かれたタウンミーティングで、石原行革担当大臣の発言が、早速波紋を呼んだ。

富山県黒部市で市民ボランティアグループが、石原行革担当大臣や木村隆秀内閣府大臣政務官、そして置き薬販売業をその激しい口調で常に攻撃してきた総合規制改革会議議長代理・副主査の鈴木良男氏（旭リサーチセンター代表取締役社長）を招き、閣僚と国民が直接対話するタウンミーティングを開いた。その席上で石原行革担当大臣が、内閣府が考えているコンビニエンスストアなどで販売したい医薬品について、「富山の薬売りの配置薬。あの中にある程度のもので十分ではないか」と発言したのだ。

この大臣発言は、日刊各紙やNHKテレビもニュースの全国版で取り上げ、読売新聞富山版（二〇〇三年六月三〇日付朝刊）は、次のように詳細を報じた。

政府の規制改革で、コンビニエンスストアなどで販売が許可される医薬品の種類について、石原行革担当大臣は二九日、黒部市内で開いた記者会見で、「富山の薬売りの配置薬。あの中にある程度のもので十分でないか」と述べた。県内の配置販売業者は「伝統産業の破壊につながる」などと、医薬品の一般小売店での販売に反対しており、解禁品目に配置薬を例示した石原行革担当大臣の発言は波紋を広げそうだ。

タウンミーティングでは、石原行革担当大臣が、「安全上特に問題がないとの結論に至ったすべての医薬品を、薬局・薬店に限らず販売できるようにする。今年中にどういう薬が良いかを決める」と、六月二七日に閣議決定した方針を説明した。

会場からは、「規制緩和が進むと、大手の製薬会社だけが儲かり、県内にあるような中・小の製薬メーカーは厳しくなる。逆に、三〇〇年以上の歴史がある配置販売業を推進してもらえないか」との要望が出された。これに対して石原行革担当大臣は、「すべて規制を撤廃して、どこでも何でも買えるような世の中が良いとは思っていない」などと答えている。

しかし、タウンミーティング後の記者会見では、一般小売りを解禁する医薬品の種類について、「副作用の恐れの少ない医薬品」と説明し、置き薬（配置薬）を例にあげた。そして「厚生労働省が、そういった医薬品の販売を認めない結論を出すなら、改めて担当大臣に働きかけていく」と強調した。

そして県内の配置販売業への影響について石原行革担当大臣は、「消費者の安全性と利便性との兼ね合いの問題であって、配置薬の販売をしている方の生活に、直接的な影響が出るものとは違う」と発言している。

地方紙である富山新聞には、鈴木良男議長代理も「配置販売業などで実際に薬剤師がいない（まま販売してきた）実績がある」などと述べたとし、あたかも置き薬業者が扱っている薬などは、コンビニエンスストアの学生アルバイトが販売しても一向に構わない薬だといわんばかりの発言も紹介している。

「規制改革に抵抗する大臣のクビを切れ」

さらにこの約一カ月後には、内閣府と日本青年会議所（以下、ＪＣ）による、規制改革をテーマにしたタウンミーティングが横浜市のパシフィコ横浜国立大ホールで開かれている。ここには、石原伸晃行政改革担当大臣、鴻池祥肇構造改革特区担当大臣という、規制改革を推進する二人の担当大臣が揃って出席した。

ちなみに、ＪＣに所属するメンバーのほとんどは従業員三〇人以下の中小企業経営者で、その多くがこれまで従来の規制のもとで生計を立ててきた。ＪＣとしても「多くのＪＣメンバーが従来の規制に守られている業種に存在している」と認識している。

しかし「世の中の方向性としては規制改革」「規制改革に反対しては今の日本の閉塞感は打破できない」「このままでは日本の悪しき官僚制度は打破できない」などの趣旨から、

内閣府の規制改革を支持する立場で今回のタウンミーティングを企画したのであり、主催者側の開催趣旨としては、規制緩和を断行してほしいといったものだった。

よって、石原大臣からどのような発言が飛び出るか注目を集めたが、このときはなぜか大きくトーンダウン。JCメンバーからも「置き薬などの販売規制はなくした方がいいのでは」という、石原大臣発言を支持するエールが贈られたにも関わらず、同調する積極的な発言は石原大臣の口からは聞かれなかった。

一方、当時、何かと問題発言が多いとされていた鴻池大臣は、「小泉総理の規制改革に抵抗する担当大臣のクビは切るべし」などと、坂口厚労大臣も念頭に置いたような発言を繰り返し、会場から拍手喝采を浴びていた。また、会場の女性からはビジネス優先に医薬品販売の規制を緩和することへの反対意見がやはり出された。

以下は、席上での医薬品販売規制緩和に関連する質疑応答の模様だ。

――石原大臣が説明されたような、新技術の導入の妨げになっているような規制改革はおおいにやるべきだと思う。しかし、人の命に関する規制については、個人情報などの保護のみならず、規制で守られるべきだと思う。規制改革を口実に、「商売、商売」に走ると、どうしても無秩序に陥る。規制を緩和すべきものと、規制で守らなければならないこ

とを、よくわきまえて行ってほしい。【経営診断コンサルタントの女性】

――医薬品販売の規制緩和だが、副作用の恐れがあるとのことで、一般の風邪薬でさえも、一般小売店で販売できないといった議論がある。置き薬にしても、普通の感覚であれば、規制を無くすことで相当に助かると思うのだが、国民に選ばれた大臣（注＝坂口厚労大臣のことか）が、なぜそういった国民の利益を考えずに、省益を守ることだけを考え、しかもなぜ、こういった大臣を許しておくのか。【JCメンバーの男性】

――小泉総理の方針に担当大臣（坂口厚労大臣）が抵抗するのはおかしい。それでは担当大臣は、まるで官僚組織の〝親分〟ではないか。悪しき官僚組織をぜひとも打破してほしい。規制改革はいいことのはずだ。それなのに、なぜ遅々として進まないのか。【JCメンバーの男性】

鴻池大臣　命に関わる規制の緩和はしっかり考えて、十分に気をつけて――とのご意見だが、石原さんもこの点では悩んでいる。薬剤師さんの方から「こういうものを一般小売店に置いたら国民の命や安全性に関わる」といわれると、厚労省は「そうかいな」となかなか進められない。

しかし、薬局へ「目薬ちょうだい」と行って、「どんな目薬?」「一番安いんでいいわ」

といったやりとり程度の薬は、命に関わるものではないから、置いていいのではないか。胃腸薬とかも。ただし、そのあたりは、たいへん難しいものがあるとは思う。（中略）確かに、命に関わる大事なことは、絶対に規制しなくてはいけないが、たとえば医師会の先生方が「命のことは医師会に任せろ」とおっしゃるが、株式会社を医者が経営することくらいはいいやないかと、そういうことだ。

石原大臣　経済的規制については、すべて自由化の方向でいいと思う。ただし、冒頭、女性からのお話にあったように、守らなければいけない規制、社会的規制はしっかりつくっていかないといけない。このあたりは割り切って仕事をさせていただく。

規制改革がなぜ進まないかというご質問だが、過度の規制が日本の産業の足腰を弱めてきたとの指摘はよくなされている。また地方などのいろんな社会を支えている方々には、JCの皆さんのような中・小企業の方々や大企業の方々もいらっしゃる。規制をすべて取っ払って自由に競争させれば、強い者が常に勝つのは当然だ。規制改革には、「公正に競争させる」という観点もあるのだが、日本にはこれが根づいていない。弱者にも目を届かせる。といってもぬるま湯につかっている者を助けるものではないといったところが難しい。

鴻池大臣　規制改革がなぜ進まないか。端的にいって総理のリーダーシップだ。自分に反対する者を閣僚に据えておいて、閣議で決まったものを、外に出て舌を出しているような大臣は皆、クビを飛ばしたらいい。桶狭間で合戦をやるというのに、牛に乗って西を向いているような大臣がいる。だから進まない。大きな声で主張する大臣を一〇人ほどつくれば動く。トップリーダーが、言って言って、言いまくる。そのリーダーの言うことを聞かない大臣は切る。これですよ。（会場・拍手喝采）

それから省庁は、自民党の族議員に遠慮する。たとえば医師会から金をもらっている族議員は医師会のいいなりだ。これら議員の声が大きいから、厚労省は聞かざるを得ない。これでは規制改革は進まない。もうすぐ選挙だ。精査して、しょうもない議員は当選させないように。頼みますよ。（会場・拍手喝采）

――規制緩和されると便利な面もあるが、我々にはしんどい面もある。規制緩和のデメリットをどのように考えているか。【運送業を営む男性】

石原大臣　規制改革というのは消費者が自己責任を負う社会をつくっていく。経済的規制を撤廃していくとはそういうことだ。そのとき気をつけなくてはいけないのは、巨大企業の独占をどのように排除していくか。経済的規制はどんどん排除していくが、冒頭の女性がおっしゃった命に関わることとか、社会の秩序を維持していくために必要な規制は強化していかなくてはいけない。原則、経済的規制は自由だが、社会的規制はしっかりともう一度手綱を締めなくてはいけない。

規制改革会議と厚労省、議論は平行線

「問答無用」で医薬品販売業の規制緩和を迫る小泉内閣の総合規制改革会議と厚労省は、その後も議論を重ねるが常に平行線を辿った。

そして二〇〇三年九月三日、総合規制改革会議は厚労省側に対し、医薬品の一般小売店での販売における「販売できる医薬品の品目」「販売解禁までのスケジュール」について、具体的対応状況の回答を求めた。そして自由に販売できる医薬品の品目については、「少なくとも特例販売業や配置販売業の販売対象品目と同様の品目の販売」とし、販売開始時期について「今年度末までの実現」を迫った。

これに対して厚労省の鶴田康則大臣官房審議官（医薬担当・当時）は、「基本方針二〇

〇三（骨太の方針第三弾）に沿って年末までに対応する」と回答した一方で、「閣議決定された基本方針二〇〇三では特例販売業や配置販売業用の品目を対象とすべきとされていない」と反論。同会議の答申は閣議決定の範囲を超えているものだとした上で、従来の意見を改めて主張した。

ただ、このとき厚労省の鶴田審議官は、置き薬販売業をターゲットに医薬品の販売自由化を求めてくる大手流通に対して、これまでの厚労省担当官とは、ちょっと違った反論を行っている。

置き薬販売業が、コンビニエンスストアなどの一般小売店での店舗販売とは歴然と異なることを強調したのだ。

鶴田審議官は次のように主張した。

「配置販売業は、その方法が家庭への配置に限定され、各家庭を定期的・継続的に訪問し、適正使用のための情報提供などを行う、相手方を限定した販売形態であり、また薬事法上一定の要件を定め、専門的な知識を持つ者に対して認められるものであり、顧客の健康状態の継続的な把握を行っているなど、多くの点で店舗において不特定多数に販売する一般小売店とは相違がある」

要するに、置き薬用医薬品と同じ医薬品を置き薬の規制内で販売したいのなら、皆さんも置き薬販売業の形態で医薬品を販売なさればいいといった、置き薬業界がそれまで主張してきた趣旨による反論だった。

この反論には、総合規制改革会議側も手を焼いたようであり、実際、この反論の後は、総合規制改革会議側は置き薬業界への矛先を次第に収め、むしろ次は、特例販売業の存在に焦点を合わせていったのである。

「ドン・キホーテ」による新たな火種

ところが、こうした抗争の最中に、結果として置き薬業界を追い込んでいくことになる別の火種が、意外なところから燃え出していた。

当時、東京都内に一〇店舗を構えていた総合ディスカウントストアの「ドン・キホーテ」が、「深夜、店舗には薬剤師を配置せず、テレビ電話で遠隔地の薬剤師と連絡を取り合い、医薬品を販売したい」といい出したのである。

厚労省は「薬事法違反の疑い」を指摘して、これに真っ向から対峙した。

しかしドン・キホーテは、二〇〇三年八月から深夜時間帯に、店舗に薬剤師不在のまま、遠隔地にいる薬剤師が店頭の顧客とテレビ電話で面談する形で医薬品を販売し出したのだ。

これに厚労省側は、「薬事法違反の疑い」と再び指摘。それに対しドン・キホーテは、意地でもテレビ電話による医薬品販売を実現させる意気込みで、今度は無料で医薬品を提供するサービスに切り替えたのだが、厚労省による解釈は、有償無償を問わず現行薬事法では店舗販売での医薬品の授受には、その販売現場に有資格者、つまり薬剤師が必要とされているというものだった。

厚労省はそうした解釈で都の薬務当局にも指導を行ったのだが、医薬品販売の自由化を求める総合規制改革会議は当然、このドン・キホーテのテレビ電話販売も支持するとした。

そこにさらに、ドン・キホーテへの力強い〝助っ人〟が現れる。

東京都の石原慎太郎知事だった。

石原都知事は記者会見で、「このＩＴ時代に、厚労省の役人の頭は硬過ぎる。夜中に都会でどんな不便をかこっているか。深夜のこうしたサービスは大賛成。大いに奨励する」と、厚労省のお役人をこき下ろし、ドン・キホーテ側を後押しする姿勢を示したのである。

テレビや新聞もこれを大々的に報じ、厚労省としても、ただむやみに規制はできないと、やむを得ずこのテレビ電話販売についての有識者会議を設けた。

ところが、その有識者会議での結論は、厚労省には意外なものとなった。

現行法では、常に薬剤師が店にいなくてもいいのではないかとされ、少なくとも、法的には薬剤師の常駐をゼッタイとすることには無理があるという趣旨が、有識者会議の報告書に盛り込まれたのだ。さらにこの報告書では、医薬品を求めに来た顧客との相談応需は携帯電話やテレビ電話でも構わないのではないかとされていた。

これに対して、厚労省は強硬に出た。

「法的に曖昧だというのであれば、法律を整備しよう」と、そのための省令化を彼らは目指し始める。そして、そのとき彼らが同時に行おうとしたのが、これまでも常に総合規制改革会議側から攻撃の材料とされてきた置き薬販売業や、さらには薬種商販売業もなくしてしまい、医薬品販売業を薬剤師による一般販売業に一本化するというものだった。

従来の業態を切り捨ててまでも、薬剤師、および一般販売業を、あくまで販売自由化の波から守りたいという厚労省の意図が、強引な形で一気に表面化した瞬間であった。

これにはもちろん、ＪＡＣＤＳや全薬協が強く反発し、医薬品販売業を事実上、薬剤師による一般販売業に一本化しようという厚労省の目論見は、何とか抑えられることになる。

しかしこれが、約四六年ぶりに医薬品販売業が抜本的に見直されることになった薬事法改正に向けて、厚生行政が大きくカジを切るきっかけとなっていった。

第二次医薬品規制緩和が実施される

一方で、二〇〇三年六月に「骨太の方針第三弾」が閣議決定された後、当面の医薬品販売規制緩和措置を検討するため厚労省は、「医薬品のうち安全上特に問題がないものの選定に関する検討会」を設けていた。

そして二〇〇三年一二月一六日には、すべての医薬品（八五製品群、約一万三〇〇〇品目）を検討した結果として、「安全上、とくに問題はない医薬品」について、新たに一五製品群、銘柄で三五〇品目を医薬部外品として、コンビニエンスストアなど一般小売店で販売可能にする措置を決定した。

これは一九九九年に続く、医薬部外品移行による二度目の規制緩和にあたる。

しかし、ここでも規制緩和勢力が求めた、内服の風邪薬や解熱鎮痛薬など大半の大衆薬はその対象から除外されたため、彼らを納得させる内容とは、ほど遠いものだった。

そして、「医薬品のうち安全上特に問題がないものの選定に関する検討会」は最終報告書の中で、なぜか薬種商や置き薬販売従事者にも、注文をつけていた。

それは、次のような文面だった。

「薬種商販売業者及び配置販売業者は、生命関連商品を取り扱う一員として、職員の専門研修などを通じて資質向上を図るとともに、安全性情報の収集・提供及び品質保証などに積極的に関与することを通じて、消費者の信頼を得ること」。

しかし、厚労省が文面に盛り込んだこの意図に、当時の置き薬業界の者たちは、まったく頓着していなかった。

4章 ついに改正薬事法成立

置き薬業界内の裏切り

急速に動き出した薬事法一部改正

二〇〇四年に入り、三月一九日に小泉内閣は「規制改革・民間開放推進三カ年計画」を閣議決定した。これは二〇〇四年度から〇六年度までの規制改革関連事項を明確にしたもので、その「重点事項」で小泉内閣は再び、「医薬品の一般小売店での販売【二〇〇四年早期に措置】」をあげている。

さらに同年三月末に廃止される「総合規制改革会議」に代わって、小泉首相の諮問機関として、民間人主体の「規制改革・民間開放推進会議」を新たに設置することを決めた。さらに、政府部内にも関係閣僚で構成する「規制改革・民間開放推進本部」を設けている。

こうして小泉内閣は、あくまで今後も、医薬品販売規制緩和を求めていく構えを鮮明に示していた。

こうした強い圧力もあり、厚労省としては、これまでのように医薬品を医薬部外品に移行する規制緩和措置だけではすまない事態となっていた。

その上この時期は、規制緩和派が再三指摘していた薬剤師不在の問題が、NHKテレビの全国放送でも大々的に報じられるなど、一般用医薬品販売の現場の実態と「薬事法」との乖離《かいり》が大きくクローズアップされていた。これを機に、五〇年近く前につくられた「薬事法」を、むしろ現代の実態に合わせようという動きが急速に表面化していくのである。

ここであらためて薬事法について、簡単に解説しておこう。

「健康食品などの効能・効果を明記してはいけない」「薬は薬局でしか買えない」といった生活に直接関わることをはじめ、薬にまつわるさまざまな規定が明文化されているのが「薬事法」であり、この法律ができるまでの経過をたどると、時代に合わせて法改正がなされているのがわかる。

古く遡れば江戸時代、時の将軍徳川吉宗の「享保の改革」によって、江戸・駿府・京都・堺・大坂の五カ所に薬品検査所として〝和薬改会所〟を置き、検査に合格した薬品以外の販売を禁じた。これが幕府が薬品の取り扱いを規制した初めての事例だ。

明治に入ると、一八七〇（明治三）年には「売薬取締規則」が制定されて、富山の薬売り、漢方薬などの古来の薬品の取り扱いが大きな規制を受けるようになる。そして三年後の一八七三（明治六）年には「薬剤取締之法」を制定。薬局・薬剤師制度、医薬分業などの礎が成立した。

明治政府はこれらに続き、「毒薬劇薬取締規制」（一八七七年）を施行するが、一八八〇（明治一三）年には、これを「薬品取締規制」に改正。

さらには、一八八三年に「売薬印紙税」が施行される。これは売薬業者に多額の印紙貼付を義務づけたもので、一八七七年に勃発した西南の役以降、逼迫していた明治政府の財政施策打開が主な目的といわれている。さらにその背景には、西洋医学を第一とし、置き薬などを軽視する明治政府の売薬に対する意識もあった。

当然、この税は、売薬業者にとってたいへんな負担となった。これによって売薬業界が受けた打撃は深刻で、売薬業が盛んだった富山では、わずか三年でおよそ一二分の一にまで事業規模が縮小したといわれている。この「売薬印紙税」は、一九二六年に廃止されるまで、四四年もの間、薬販売業界を苦しめた。

そして一八八七（明治二〇）年には、「日本薬局方」が施行されている。これは医薬品の規格基準書で、薬品の性状及び品質の適正を図るためのものである。なんと現在でも存在し、「第十五改正日本薬局方」として公布されている。ちなみに現在では、厚生労働大臣が薬事・食品衛生審議会の意見を聴いて定める形となっている。

さらに、一八八九（明治二二）年には「薬品営業並薬品取扱規則」（薬律）が公布され、ここで「薬剤師」、「薬局」、「薬種商」（現在の医薬品卸売業・小売業）及び「製薬者」（現在の医薬品製造業）が定義されるに至る。

大正時代に入ると、一九一四（大正三）年に「売薬法」が施行。薬種商が取り扱う「売薬」（現在の一般用医薬品）について、有効無害主義に基づく品質確保、所管庁による検査、広告の規制などを行った。これにより、「万病に効く××薬」のような薬効を謳うことが禁じられ、すべての売薬について薬効の科学的裏づけを求められるようになる。

昭和に入り、戦時中には価格統制が行われ、一九四一（昭和一六）年に日本医薬品生産統制株式会社および日本医薬品配給統制株式会社が設立される。製薬者はすべて前者、薬種商はすべて後者に所属するものとされた。

そして戦後、一九六〇（昭和三五）年に「国民皆保険」を基本とする健康保険制度を発足させるため、薬事法（昭和三五年法律第一四五号）が施行されるのである。この改正で医薬品販売業が、①一般販売業、②卸売一般販売業、③薬種商販売業、④配置販売業、⑤

特例販売業の五つに細分化された。

前述したように、配置販売業が法律で明記されているのは、先進国といわれる国の中でも日本のみである。そのため、この一九六〇年施行薬事法成立の際も、配置販売業態の存続が検討された。これに危機感を抱いた、主に富山の薬業界が厚生省などに働きかけたことによって、日本独自の配置販売業は薬事法に明記されるに至っている。

これを受け、一九六一（昭和三六）年に健康保険制度が発足する。この五〇年近くも前の法律が、基本的には現在に引き継がれているのである。

「置き薬」に向けられた矛先

このような経緯を得てきた薬事法の、およそ半世紀ぶりとなる医薬品販売に関する大改正を行うため、厚労省は、二〇〇四年五月一四日「医薬品販売制度改正検討部会」を設置した。

現状の問題点を議論するとともに、諸外国の制度についての現地調査や国民へのアンケート調査などを実施し、二〇〇六年通常国会には薬事法などの一部改正案を提出するというタイム・スケジュールが組まれた。

この薬事法一部改正は、財界や大手流通業界からの強い医薬品販売規制緩和要求への対応と同時に、その論議の途上で明らかにされた、医薬品販売の現場の実態と「薬事法」との乖離是正が出発点である。

たとえば本来、薬剤師がいなくてはならない一般販売業の店頭に、薬剤師不在のケースが多かったことが問題となり、「薬剤師がちょっと不在のときでも店を閉めろ」という常軌を逸した行政指導があった。その法的根拠に関して、日本チェーンドラッグストア協会（以下、ＪＡＣＤＳ）と厚労省との間で争われるなどの例もあり、一九六〇年に制定された薬事法に盛られた医薬品販売業のあり方は、もはや時代にそぐわないのではないか、との認識の上で、法改正が着手されたのである。

こうした法律と実態の乖離が、薬事法の一部改正に大きくカジが切られた理由だったのだが、二〇〇四年六月八日の第二回検討部会において、思わぬ矛先が置き薬業界に向けられることとなる。「医薬品販売に関して最も苦情の多いのが配置販売業。このため配置販売業については、販売方法も含めた大胆な改革が必要なのではないか」という意見が出されたのだ。

しかし、この「配置販売業の苦情」とは、そのすべてが薬事法に関わるものではなく、いわば訪問販売法などの範疇のものであった。つまりその内容は、接客態度や料金請求などにまつわる消費者からの苦情に関するものであって、副作用や医薬品販売時の情報提供などに関する苦情ではなかったのだ。

それどころか、その後、厚労省が民間機関に委託して行ったアンケート調査結果（第一〇回厚生科学審議会医薬品販売制度改正検討部会で厚労省が公表）によると、配置販売業者による薬の説明があったかを消費者に問うアンケートでは、「必ずある」が二三％、「ときどきある」の四九％を合わせると七二％もの高率を示していた。これは配置販売業者に対して行われた「訪問時に薬の説明を行っているか」というアンケート結果ともだいたい合致しており、「信頼できる数値」とされ、置き薬販売業の現場においては、薬に関する情報提供が概ね行われているとして評価されていた。

一方、店舗販売においては、販売店側（店舗）の「必ず説明する」との回答が四一％だったのに対し、「必ず説明を受けている」と回答した購入者は一四％止まりだった。

ちなみにこの消費者アンケートでは、①薬局　②一般販売業　③薬種商販売業　④配置販売業という、医薬品販売業の認知度調査も行われたが、その結果、配置販売業の認知度は「知っていた」が八三％で、「聞いたことはあるが詳しくは知らない」を合わせると九〇％を超えた。これは「薬局」を除き、医薬品販売業ではトップの認知度だった。

この消費者アンケート結果には、厚労省医薬食品局の阿曽沼慎司局長（当時）も「驚いた」と発言している。都内の某ホテルで開かれた置き薬業界関係の会合で阿曽沼局長は、次のように語った。

「昨年秋、厚労省研究班は約三〇〇〇人の消費者アンケートを実施した。その結果、アンケートに回答した八割以上の消費者が配置販売業を知り、「置き薬」が置かれている家庭は全国で三割を超えていた。私は、配置（販売）業がこれほど国民の間に定着しているとの認識を欠いていた。自らの不勉強を痛感した」

しかし、こうした厚労省幹部の置き薬業界へのリップサービスの陰で、改正薬事法原案づくりが着々と進められていたのであった。そのまま改正薬事法が成立したとしたら、事実上、日本で置き薬販売業は存続できない。

その実態を知っていたのは、置き薬業界で当時、唯一の全国組織だった全国配置家庭薬協会（以下、全配協）の清水昭治専務理事などごく一部の上層部だけで、ほとんどの置き薬業界の人たちにはヒタ隠しにされていた。

明らかになった改正薬事法原案

改正薬事法の原案が初めて公にされたのは、二〇〇五年一〇月一二日、第一九回厚生科学審議会医薬品販売制度改正検討部会の席上であった。

そこで示された原案に、心ある置き薬業界の人たちは驚いた。

その改正案では、薬剤師以外の大衆薬販売の資格者（専門家）を新設するという。それには何の異論もないのだが、問題は、「新たな医薬品販売の専門家と薬剤師以外による医薬品の販売を認めない」というところにあった。

つまり、置き薬販売業にこれまで従事してきた者も、全員がこの新しい専門家試験に合格しないと、置き薬販売業に従事してはならないとされたのである。

なぜ置き薬販売業に従事する者全員が、この専門家試験に合格しなければならないか。店舗販売は限られたスペースであるため、そこに一人の専門家がいれば、その専門家の指導監督の下で、パートであれ従業員であれ、お客さまに対して説明もできれば、相談に応じることもできる。もちろん販売の補助的作業をすることもできる。

しかし置き薬の販売業態では、通常、一人の従事者が、定められたお客さまの家庭を訪問し、説明相談に応じる。それだけに置き薬販売業の従事者は、一人ひとりが専門家であることが必要であり、ゆえに従事者全員の資格取得が必要、というのである。

当初、厚労省は、二〇〇四年四月より省令によって大衆薬販売における「薬剤師常駐」を明確にし、大衆薬販売を薬剤師のいる一般販売業に「一本化」しようとしていた。

しかし、日本に古くから存在した薬種商販売業や配置販売業が事実上、存続できなくなってしまうこの強引な施策は、前述したようにＪＡＣＤＳや全日本薬種商協会（以下、全薬協）の猛反発によって頓挫させられている。

そこで厚労省は、医薬品販売業のあり方を抜本的に見直すため、今回の薬事法一部改正を決断し、今度は、薬剤師以外の新たな医薬品販売の専門家制度の創設を考えた。そして、薬剤師以外のすべての医薬品販売者をまったく同じ資格（専門性）に統一して、やはり「一本化」してしまおうとしたのである。

この「医薬品販売の専門家を新設する」という改正案には、ＪＡＣＤＳや全薬協も賛成した。

なぜなら、ＪＡＣＤＳにとっては高額な人件費負担となる薬剤師なしでドラッグストア開店が可能となるし、全薬協としては、これまで薬種商試験に合格したすべての薬種商販売業者が、そのまま、その新たな専門家試験に合格した者とみなされるという案が盛り込まれていたからだ。むしろ、これまで「店舗」に許可されていた薬種商販売業が、店舗を開業している「個人」の資格となるわけだから、薬種商の個人資格化を訴え続けてきた全薬協の意にも、ある程度沿う改正薬事法原案だったのである。

問題は、我々置き薬販売業であった。

たとえば店舗では、その新たな制度試験に合格した専門家（後の登録販売者）が一人いれば、その監督下で、アルバイトやパートなど、非専門家の従事が許される。しかし、置き薬販売業では、販売に従事する者全員が、この専門家試験に合格しなくてはいけない。その上、事前にその専門家試験に合格した者しか雇用してはならない、とされたのである。この一事をとっても、毎日、得意先を訪問してくれる置き薬販売員を確保してこそ成り立つ置き薬販売業には、非常に厳しい改正原案であった。

また、これまで置き薬販売業では薬の取り扱い品目を規制されていたが、その専門家試験に合格すれば、店舗販売と同じ品目すべてが取り扱えるという。これは一見、置き薬販売業にもメリットがあるように見える。

しかし、一軒の家庭に預け置く「置き薬」の品目などごく限られていて、店舗のようにたくさんの商品を取り扱うことなど、物理的に不可能なのだ。

その一方で、置き薬販売業においては従来通り、現金での商品受け渡しは禁止される。さらに、無資格者による医薬品の授受という薬事法違反を惹起する恐れがあるとして、置き薬の預け先の規制（いわゆる「事業所配置の禁止」）も、従来通りであるという。

この改正薬事法原案がそのまま施行されたなら、置き薬販売業は経営的に成り立たなくなり、事実上消滅するのは火を見るより明らかだった。

置き薬業界内の裏切り

事実、第一九回検討部会の委員からも、「この厚労省原案は、あまりに置き薬販売業に厳し過ぎるのではないか。とくに置き薬の従事者全員に、店舗の専門家と同じ資質を求めるというのなら、現金販売の禁止や配置先の規制といったものも撤廃してあげるべきではないか」といった意見が複数出された。

しかも、この検討部会から置き薬業界がまったく排除されていたわけではない。置き薬業界を代表して、全配協から一人、委員が出ていた。しかし、驚くことに置き薬業界代表の委員は、厚労省の改正薬事法改正原案に賛成する意向を表明していたのである。

さらに不可解なことに、この第一九回検討部会における、まさに「置き薬潰し」としか思えない改正薬事法原案の詳細を報じたのは、三紙ある置き薬業界新聞のうち、薬日新聞という新聞のみであった。あとの二社は、なぜかまったくまともに報じていない。

しかし、この薬日新聞社の詳細報道（二〇〇五年一〇月一九日号）の影響は甚大だった。他の二紙がまったく危機感を喚起しない中にあって、それまで、まったく正しい情報を伝えられていなかった置き薬業界の多くの人々に、たいへんな衝撃を与えた。

「この改正原案のまま薬事法が改正されたならば、私たちは置き薬販売業を続けることができない」という悲鳴が、全国各地の置き薬販売会社経営者の多くから沸き上がったのである。

そのうちの何人かは、ただちに富山県薬業連合会（富山県）に設けられた全配協事務局に県外からも押しかけ、「なぜこのような置き薬販売業だけに過酷な改正薬事法案に全配協は賛成したのか」と激しく詰め寄った。

しかし、全配協の清水専務理事は、詰め寄る置き薬販売会社経営者たちに向かって、こう答えたという。

「どっちに転んでも、いずれ置き薬販売業はなくなる」

これまでの医薬品販売自由化をめぐる攻防の中でも、「置き薬」が規制緩和派の攻撃材料として利用されるなど、危機的状況が何度もあった。しかしその際にも、当時唯一だった置き薬全国組織である全配協が、ほとんど動こうとしなかったことは、すでに述べてきたとおりだ。

それはいったいなぜだったのか。

実は、この当時からすでに全配協という組織は、置き薬販売業向けの薬品製造ではなく、大手メーカーの医薬品受託製造を手がける富山や奈良の製薬会社に、完全に牛耳られていたといえる。発言力の強いそれら製薬会社は、事業の主体をすでに大手メーカーからの受託製造においている。彼らは、医薬品製造で絶対の許認可権を有する厚労省の方針に逆らうことなどできない。ましてや、彼らにとって、もはやどうでもいいような置き薬販売業の存続のために、厚労省に物申すことなどあり得なかった。

厚労省側も、この改正薬事法が置き薬業界に壊滅的打撃を与えることは重々承知しており、改正薬事法原案の詳細が公にされる前に富山と奈良を訪れ、主だった受託製造の製薬会社のトップであり、同時に全配協の幹部である人たちに、因果を含めていたようである。

また厚労省は、これに先立って二〇〇二年に行われた薬事法一部改正において、受託生産が全面的解禁となる法律改正を行っていた。これにより、中・小の製薬メーカー、ことに富山や奈良にある製薬会社は、武田薬品や三共といった大手製薬メーカーの、丸投げ下請け生産を一〇〇％できるようになっていたのである。

昨今のジェネリック医薬品ブームもあり、売上は急速に伸び、二〇〇二年の法施行以降、五割以上の売上高上昇を誇っている企業は枚挙にいとまがない。その結果、置き薬販売業向けの薬品の製造が低下してしまっている。

置き薬販売業向けの薬品を製造していた富山や奈良の中・小メーカーの現在の売上げ比を見ると、すでに多くのメーカーで、置き薬向け商品は、総売上げの一〇％を切っている。全配協会長であった佐藤又一氏が経営する佐藤薬品工業は、すでにその時点（二〇〇二年）で五％以下、さらに現在の全配協会長・森政雄氏が経営するリードケミカルに至っては一％さえも切るといわれている。

厚労省の薬事工業生産動態統計によると、二〇〇五年度の置き薬の出荷額は三七九億円だった。最も多かった一九九七年の六八五億四五〇〇万円と比べ、約一〇年の間に実に約五五％も落ち込んでしまった。

このように置き薬向けの薬品製造が低下している中、二〇〇七年六月には、厚労省の課長がわざわざ奈良にまで足を運び、全配協トップの佐藤又一氏を訪ねている。そこで「配置薬、置き薬は潰れるが、了承していただけるか」と問われた佐藤氏は「了」という答えを出したという。

これは、それまで製薬会社を長年育ててきた伝統ある置き薬業を、メーカーが見捨てたということでもある。

隠され続けた改正薬事法の青写真

改正薬事法の原案を検討するために設置された検討部会の第一回目は、二〇〇四年五月一四日に開かれている。

それから延々と、第二三回検討部会まで、同検討部会は一般にも公開されながら重ねられていくのだが、具体的にどのような販売制度になるのかは、当初はほとんど外部の者には見えなかった。その全容が初めて明らかになったのは、前述したように二〇〇五年一〇月の第一九回検討部会である。

ただ、検討部会に参加している委員には、事前に厚労省が、改正薬事法の青写真を示していたはずである。

現に、他の業界団体代表の当時委員だった何人かは、厚労省が描いている改正薬事法原案の事前説明を受け、各団体への事前すり合わせと事前合意が行われていたと証言しているし、また、それは行われていて当然のことであろう。

ところが、検討部会に委員を出している置き薬業界の全配協から我々に対して、そのような事前説明はほとんどなかった。その情報は全配協の上層部の一部だけで封印され、置き薬業界の大多数は、その情報を知らされなかったのである。

しかし、「改正薬事法案で新設する医薬品販売専門家は、店舗販売業と配置販売業の区別なく一本化するのでは」との噂は、常に置き薬業界以外の関係筋から流されていた。

「置き薬販売業の特殊性はまったく考慮されないのではないのか。他の薬業界では、新たな販売資格の一本化が取り沙汰されているが、大丈夫なのか」という末端会員の懸念と指摘に対しても、全配協の上層部は、その事実をことごとく否定してきた。あるいは否定しないまでも、言を左右にして、ことごとく明快な回答を行わなかったのである。

しかし、その懸念どおり、改正原案の骨子は、医薬品販売に従事する者は、店舗販売と配置販売との区別なく、「ひとつの資質を有すると認定された専門家に一本化する」というものだったのである。

「一本化」といえば聞こえはいい。

しかし、その実態を端的にいえば、店舗販売業に従事する者のための資質確認試験を行い、それに合格した者で、仮に「配置販売業をやりたい」というのであれば、「その者一人に限って、置き薬販売業をやっても構いませんよ」というものである。

つまり、事実上、これまで薬事法に明記されていた「配置販売業」という独立した医薬品販売業はなくなってしまう。ドラッグストアなど店舗販売業には大幅な規制緩和となる一方で、現在の配置販売業にとっては業界自体消滅してしまう極端な規制強化であった。

今後も改正薬事法への対応を全配協に託していては、何ら「置き薬」存続の努力は行われないし、改正薬事法原案が国会を通過するだけである。

このままでは、置き薬は滅亡するだけだ。何らかの対策を立てなければならない。

そこで私は知人と協議して作戦を立て、ある程度の成算を組み立てた。そして幾人かの置き薬販売業者と会い、問題点の整理をし、行動計画を示唆した。

結果、対処療法が始まった。

置き薬業界の一部有志らは、新たな置き薬業界の業界団体立ち上げを決意したのだった。

「日本置き薬協会」設立へ

改正薬事法への対処のために、二〇〇五年一一月一七日、置き薬業界の危機感を共有する人間を中心とした有志が集い、新たに「日本置き薬協会」を設立した。

改正薬事法原案が初めて公開されたのが一〇月一二日だったから、それからほんの一カ月のことである。置き薬業界の一部有志たちは、「この改正薬事法対応を全配協に任せておけば、全配協の主導権を握る脱配置を図るメーカーの都合の良いようにだけ動き、肝心の置き薬販売業は潰されてしまう」という強い危機感から、早急に新組織を立ち上げたのである。

東京で行われた設立総会には、配置従業者総数一万六五〇〇名にも達する全国の置き薬販売会社の経営者など、およそ三五〇人が集結した。

今回の四六年ぶりとなった医薬品販売業のあり方を抜本的に見直す薬事法改正の原案は、フタをあけてみると、最も大きな変更点は、「薬剤師以外の医薬品販売専門家制度（後の「登録販売者制度」）を新たに設ける」というものであった。

ところが、その医薬品販売に従事する専門家の新設には、「配置販売業」の存在は念頭になかった。

二〇〇五年一二月、我々が初めて厚労省にこの問題で訪問したときのことである。

当時の厚労省の担当者、医薬食品局総務課の北村彰課長及び小出顕生薬事企画官は、改正薬事法の原案をつくり、医薬品販売制度改正検討部会の主催者でもあったが、その彼らから「配置ってどんな商売をしているのですか」などといった非常に初歩的な質問を受けた。それに答えた後、「配置販売業ってそういうものなんですか」という彼らの言葉を聞いたときには、驚きを禁じ得なかった。改正薬事法の原案を作成している彼らは、配置販売の業務内容すら知らなかったのだ。厚労省のスキームづくりにおいて、当初から配置販売業というものは頭の片隅にもなかったようである。

店舗販売では、その専門家のもとに非専門家の一般従業員やアルバイト、パートを補助員として雇用して医薬品販売を行うことができる。つまり店舗では試験に合格していない者を雇用しての医薬品販売が行えるが、置き薬販売業においては、その他の非専門家の雇用は許されない。置き薬販売業に従事する者全員が、認定試験に合格していなくてはならない。しかも、従事する前から、その資格が必要とされる。

その代わり、店舗で新たな医薬品販売専門家に許可された販売品目の多くを、置き薬で扱えることとなった。各家庭に置かれた「置き薬」の預け箱に、店舗に並べられた医薬品のすべてなど、とても置けるはずもないのにである。

店舗と同じ製品を扱うのだから、当然、店舗の販売専門家試験に合格してもらう。しかも置き薬の場合、各家庭を訪問する配置員一人ひとりが一軒の店舗と同じようなものだから、配置従事者全員に、その専門家としての資質を求める、というのだ。

これは、各家庭を訪問する配置従事者がいてこそ成立する置き薬販売業にとって、信じ難いほど、過酷なものとなる。

「置き薬システム」の独自性

医薬品は、リスクを伴う生命関連商品である。期待される効能・効果を得るには消費者に対する「適切な情報提供」を行い、十分な理解のうえ、適正に使用してもらうとともに、消費者からの疑問などに対する「適切な相談対応」が重要なのは当然のことであり、異論はない。

しかし、本来、医薬品販売における店舗販売と置き薬システムでは、業態その他条件などがあまりに違い過ぎ、店舗と配置をひとつにくくるには土台、無理がある。

では置き薬販売業の販売システムは、店舗における医薬品販売と比較して、どう違うのか。

置き薬販売は、店頭販売ではないが、単なるインターネット販売やカタログ販売とも違う。各家庭（消費者）へ直接訪問し、その家人への説明を含め、直接やりとりを行っている販売形態であって、それはすなわち究極の「対面販売」ということができる。直接、家庭を訪問しないで行う医薬品の授受を厳しく禁止されているのが置き薬販売業なのである。

したがって、反復・継続して配置先の家庭を訪問することから、消費者との信頼関係が構築されており、円滑な意思疎通が行われている。

また、顧客台帳には預け置いた医薬品の種類や数量、服用された医薬品の種類、量などが記録されているので、消費者から相談があった場合でもすぐに医薬品の種類が特定でき、的確な対応が行える。そして健康相談などを通じて、各個人の健康状態や薬物アレルギー歴など、消費者の状態が把握できる。

さらに、事後相談に関わる連絡についても、置き薬の預け箱やお客さまのところに置く伝票に、販売業者の氏名、連絡先などが明記されていることから、消費者がすぐに連絡を取ることができる。消費者から実際に使用する際に問い合わせがあった場合は、把握している各家庭の情報に基づき適切な服薬指導や情報提供などを行うこともできる。

厚労省による販売認可を受けたが、フィブリノゲン製剤やキノホルム製剤のように、後日、薬害事象が判明し、薬害発生の可能性が高い「医薬品」を各家庭に配置してしまった場合でも、速やかに家庭に連絡を取り、注意を喚起し回収もできる。

このように、かかりつけの薬局・薬店並みに、いやそれ以上に消費者に対して「適切な情報提供」や「適切な相談対応」などを能動的に行うことができる医薬品販売システムが、置き薬販売業なのである。

こうしたことは、不特定多数のお客さまを相手にする店舗型の販売形態では不可能だろう。

しかし、厚労省は改正薬事法原案において、このような置き薬販売システムの優位性をまったく考慮に入れず、店舗販売業以上に厳しい規制を求めるという。

原案通りに法律改正が進めば、「販売形態としての配置販売業を認める」となっても、実際に配置販売業に従事する者はいなくなる。

仮に既存従事者に経過措置が認められて、従来通りの置き薬販売業を続けることは許されても、その既存業者や従事者は廃業などでどんどん減少していく。しかし、新たな業界の「血」となる新規従事者は、もはや新薬事法のもとでは、容易に置き薬業には就けない。つまり、置き薬販売という医薬品販売の形態がいくら残されても、それに従事する者はどんどんいなくなるわけだ。まさに、置き薬販売業存亡の危機であった。

我々はまず、政治家やその他の薬業界の方々と打開案を探った。

法律改正とは国会で審議された後に、国会によって成立するものである。改正原案が、すでにほぼ固まってしまっているのなら、それが提出される国会で審議する国会議員に状況を正確に把握してもらい、国民生活への悪影響を未然に防いでもらうしかない。

その際に、ある国会議員にこう指摘された。

「なるほど、あなたの話を聞けば、このままその改正薬事法原案が成立してしまえば、日本独自の文化ともいえる『置き薬』という医薬品販売業は、日本から消え去ってしまう。薬事法で営業的に成り立たなくなれば、消え去るしかない。しかし、我々は厚労省から、『置き薬業界を代表する全配協という組織は、この改正薬事法原案に、ちゃんと意見書にまでして賛成を表明している』と聞いている。『置き薬業界の方々も賛成であれば、それでよろしいでしょう』ということで、実は与党・自民党の総務会も、今回の改正薬事法原案を、すでに了承してしまっている形になっている。これでは我々は、あなたたちの力になってあげたくてもどうしようもない」

そして、「全国団体である全配協がどうしても動こうとしないというのであれば、あなたたちで新しい置き薬業界の組織を立ち上げなさい。それができなければ、どれだけ熱心に私たちに意見をいわれても、それは個人的意見でしかなく、私たちにはどうしようもない」と。

このような経緯から急遽、結成されたのが「日本置き薬協会」であった。当時の我々は、ダメでもともと、何もしなければ廃業や倒産に追い込まれるだけだ、座して死を待つよりやれるところまで闘おうという心境だった。

それから、私たちの「置き薬販売業を後世に伝えるための闘い」が始まった。

置き薬業界内部で続く混乱

このような我々の動きに対し、厚労省は「改正薬事法案に反対しているのは、置き薬業界でもごく一部の人たちに過ぎないと全配協の人たちはいっている」として、当初の改正案を変えようとはしなかった。

置き薬業界を代表するとされていた全配協は、相変わらず「その改正原案で結構です」といい続けていたのである。

そして、二〇〇五年一二月一五日、厚労省の医薬品販売制度改正検討部会は、最後となる第二三回検討部会を開き、厚労省事務局原案通りの最終報告をまとめて、厚労省側に提出した。

　その報告書の最も大きな特徴は、一九六〇年以来、店舗販売においては、原則的には薬剤師以外の医薬品販売を認めない方針を大きく転換し、薬局を除く従来の一般販売業と薬種商販売業を一元化し、新たに「店舗販売業」を創設するよう提言していることであった。従来の薬種商販売業は、この新たな「店舗販売業」に、いわば横滑りする。医薬品店舗販売にとっては、まさに画期的な大転換となる。

　では、置き薬販売業はどうであったか。

　配置販売という医薬品の販売形態は、新しい薬事法でもなんとか認められたものの、結局、「配置従事者」と「店舗販売業における医薬品販売専門家」の資質を同一制度で認定する方針を厚労省は一切変えようとはしなかった。

　したがって、「置き薬という医薬品販売業態は法的にはそのまま認められても、実際にその業に従事するときは、高いハードルが設定されて、従事者は激減あるいは皆無となる」という最悪の事態を迎える可能性は、そのままとされていた。

　薬事法改正原案の対応をめぐっては、置き薬業界内部でも混乱が続いていた。

従来の業界組織である全配協は、今回の医薬品販売業に関わる改正原案の根幹が「従事者の資質認定試験の店舗と配置の一本化」にも関わらず、「配置従事者の資質認定試験は、配置販売業の実態に即した試験内容だ」「試験は店舗販売と配置販売では別々な試験」といった不可解な情報を会員に流し、反対運動が沸き上がるのを抑え込んだという話もあった。

さらには、置き薬業界で唯一、正確な情報を報道し続けた薬日新聞社に対しても、「薬日新聞の報道は、いたずらに業界内の不安をあおる作為的な報道だ」などと強く非難し、圧力を加えたのである。

一方、日本置き薬協会は厚労省に対し、一貫して改正薬事法原案の修正を求めたが、その改正原案は第一九回検討部会で示されたものとまったく変わらなかった。とくに肝心の薬事法「本則」については、すでに修正を加える段階は過ぎ去っているとして、まったく修正に応じようとはしなかったのである。

そこで、日本置き薬協会は、与党・自民党に働きかける戦術を選んだ。

日本は議院内閣制である。政府提出法案は、与党の了解がなければ国会に提出できない。つまり、自民党厚生労働部会の了承なしには、法案は国会に提出できないことになる。

「このままでは厚労省は改正薬事法案を原案のまま国会に提出し、確実に置き薬業界潰しを実行に移す。そうなってはすべて万事休す。この上は政治の場で打開を図るしかない」ということになったわけである。

与党・自民党の国会議員への働きかけが、昼夜続いた。

幸い、とくに地方選出の国会議員は、総理大臣経験者や閣僚経験者といった大物国会議員であっても、幼い頃に、「富山の薬屋さん」「大和の薬屋さん」の熱冷ましや風邪薬、腹痛の薬を服用し、置き薬の薬屋さんからもらった紙風船で遊んだ思い出を持っている。そして、地域に根づいた「置き薬」がいかに人々の健康管理に役立ってきたかも知っている。日本置き薬協会の「このままこの改正薬事法が成立すると、確実に日本の置き薬業は潰される」という必死の説得に、与党の有力議員も「置き薬」の窮状を理解し、尽力に立ち上がってくれた。自民党厚生労働部会が、改正薬事法案の了承に難色を示したのである。

予期しなかった自民党の抵抗に、厚労省側はどよめいた。

与党が了承せず、改正薬事法案が国会提出できなければ、その他諸々の改正薬事法案が廃案となってしまう。これは、たいへんなことである。

「政治力」を推し量る厚労省

二〇〇六年一月一八日、日本置き薬協会はキャピトル東急ホテルで臨時総会の開催を予定していた。議案はもちろん、一月二〇日に召集される第一六四回通常国会に上程される薬事法改正案への対応である。

実は、この一月一八日の前日深夜まで、日本置き薬協会と厚労省との間で、丁々発止《ちょうちょうはっし》の折衝が続いていた。

厚労省側も自民党国会議員の動向、そして抵抗活動に留意して、厚労省の原案通りに「改正薬事法」を強引に成立させることには無理があると、ようやく考え直し始めたようだった。

しかし、全配協からの代表者も加えた二三回もの検討部会を重ねて得られた結論である。政府や与党への根回しも事実上終わっていて、大筋で閣議決定までされている案件を「今さらそんな話を持って来られても、省の、そして医薬食品局の面子からも、変えるわけにはいかない」という。いくら「我々には生きるか死ぬかの問題だ」と話しても、ガンとした態度は崩さない。

厚労省は、日本置き薬協会の「政治力」を推し量っていた。どれほどの政治家を日本置き薬協会は動かすことができるのか。日本置き薬協会が、どこまで本気かを見定めようとしていた。したがって、一七日深夜に及ぶ交渉でも、厚労省は譲歩しない。

そして、厚労省が日本置き薬協会側に示した回答は、次のようなものであった。

【配置販売業に関する基本的な考え方】

●配置員は、一人で顧客に直接応対するため、顧客からの問い合わせには、その都度、自らが即時に必要な情報提供を行わなければならない。このため、事業所に一人、資質を確認する試験（店舗販売業と共通）の合格者（以下「試験合格者」という）を設置することで足りるのではなく、各々の配置員全員が試験合格者でなければならない。

●管理者については、配置員の監督、医薬品の管理を行うために、配置販売を行う区域ごとに置くこととなる（店舗販売業も同様の考え方で店舗ごとに置く）。その設置については、配置販売業者が、配置員の中から指定することとする予定であり、管理者となる者に、配置員と異なる特段の資質要件を設けることは考えていない。

●配置員に関し簡易な試験を設けることについては、適切な資質確認の仕組みを設けることで合意している他の業界（日薬、全薬協、ＪＡＣＤＳ）から理解を得ることは困難。

【制度改正の趣旨との関係】

●今回の改正は、リスクの程度に応じ、専門家（薬剤師又は試験合格者）が関与し、購入者に対して適切な情報提供などがなされるようにするもの。この点において、店舗販売業と配置販売業に違いはない。

●配置販売業では、配置員が一人で顧客宅を訪問するため、配置員自身が専門家であることを必要とする。この部分で今回の制度改正の趣旨を貫徹しないと、専門家が不要ということになり、誰でも医薬品を販売できることになりかねない。

●この考え方からすれば、配置品目が拡大する一方、配置員についてのみ試験が簡易なものでよいとすることでは説明が不可能。

【本則と附則】

●本則には、配置員に試験を求めるという原則を規定すべきであり、団体との調整において生ずる例外的取り扱いについては、経過措置として附則に規定すべき。

【経過措置の内容】

●附則には、既存配置販売業者への対応として、一〇年の経過期間中は、従来通りの配置薬販売を認めることとする。これにより、新法施行時に配置販売を行っている者（法人を含む）については、新法施行後一〇年間は、配置員は試験に合格していなくても配置販売業を行うことができる。ただし、配置品目は、現行の厚生労働大臣が定める基準の枠内のもの（約二〇〇〇品目程度）とする。

※試験合格者である配置員は、第二類医薬品および第三類医薬品（約一万数千品目程度）を扱うことができる。

【医薬品の販売に関する一定の資質を確認する試験の内容等について（案）】

●試験の基本的考え方として、一般用医薬品の販売に際して行う情報提供や相談応需に関して、医薬品の種類（たとえば、風邪薬ごとに、主要な成分について、効能・効果、副作用などの大まかな内容を理解しているか）を確認することが新試験の本質。

●試験の内容は、薬種商試験との比較では、現行の薬種商試験は、都道府県ごとにその内容はまちまちであり、審議会に提出されたものは、最も高度の内容のものであるが、新試験は、「販売の実態に即したもの」（審議会報告書）として、医薬品の開発、製造、分析など、一般用医薬品の販売に直接必要のない内容は除かれることになり、結果的に配置販売従事者向けテキスト・試験（業界団体の自主的取り組み）程度の内容になると想定している。したがって、この試験は、必要な準備をすれば、格段に受験しやすいものとなる。

●試験の方法は、現行の配置販売従事者向け試験では、事前講習で問題集を学び、その確認のための試験を行っており、事前講習の問題集の中からそのまま出題されると聞いている。新試験では、事前に出題問題そのものを含む問題集の配布などはできないが、業界団体などがテキストや問題集を作成して準備することが想定される。行政や学識経験者がこれらの取り組みを支援することを考えている。なお、新試験の出題範囲などについては、法案成立後、配置関係者も入った国の検討会で検討を行い、オーソライズすることを考えている。

要約すれば、「置き薬従事者全員の試験合格の必要性は譲れない」ということである。

つまり既定路線に何ら変わりはない。

現在、置き薬販売業に従事する者に関しては、一〇年という経過措置を設けて、その間は、これまで通りの条件で置き薬販売業を続けることを例外的に認めるという。

しかし、現在、従業員を採用して置き薬販売業を営んでいる法人配置販売会社が、離職した配置員を補充するために新たな従業員を採用するときは、その全員が新たな専門家試験に事前合格していなければならない。

つまり、置き薬業界は「新しい血液」の注入をほとんど断たれたわけで、ただ消滅を待つばかりの業種となることに何ら変わりはなかったのである。

これに対し、日本置き薬協会は、「臨時総会を改正薬事法案に反対する総決起大会に切り替えることも辞せず」という強硬な姿勢で臨んだ。そして、当日の臨時総会には、与党・自民党から多数の議員が参加することも明確になっていった。

一月一八日午後二時からの日本置き薬協会臨時総会開催ギリギリまで、我々は必死に「何とか配置の現実に即した対応を」と、改正案の見直しを厚労省に訴えた。

同時に「配置で問題になっているのは、薬学の勉強をしていないからではない。そんなことは、行政官庁の元締めである厚労省が知らぬはずがない」「根本的な問題点は、薬事法違反の業者や不法行為を働く業者・従事者を、消費者が訴えたり相談をしたとしても、厚労省が取り締まらないからだ」「法律も社会的マナーもすべて無視して、金儲けだけに走っている業者を厚労省が野放しにしているからだ」とも訴えた。

しかし、厚労省は私たちの訴え、要望にガンとして耳を貸さなかった。

ひとつの産業が、お客さまから必要とされなくなる、つまり社会的に必要とされなくなって消滅するのなら仕方がないことだ。しかし、まだ置き薬を必要としてくれる多くのお客さまがいるにも関わらず、省庁の思惑によって消滅させられるのを、そのまま納得できるわけがない。

そこで我々は、「これでは事実上、配置販売業が存続できなくなってしまう。三百有余年続いた日本の伝統産業である配置販売業が事実上、日本から消されてしまうのならやむを得ない。我々もできる限りの抵抗はさせていただく」と、臨時総会を決起大会に切り替え、皆でハチマキを締め、むしろ旗を掲げて、厚労省に押しかける覚悟まで暗にほのめかした。

臨時総会にするか、総決起大会に切り替えるか——。

実際に二通りのやり方を我々は準備した。決起文と、単なる宣言文の二通りを用意したし、ハチマキも用意させていた。我々はギリギリまで、厚労省に実情に合った法案の変更を訴えていた。

厚労省が示した妥協案

これに対して厚労省の北村課長および小出企画官は、まさに土壇場、臨時総会開催まであと二時間と迫った同日午後一二時になって、臨時総会の会場だったキャピトル東急ホテルに姿を現した。回答を持参し、日本置き薬協会側に、この回答で納得してほしいと申し出てきたのだ。

それは、次のようなものだった。

【今回の薬事法改正案における配置薬販売業者に関する基本的考え方】

●都道府県試験を受けなくても、或いは合格しなくても配置の仕事を続けられるようにする。

●配置の区域ごとに、配置員が試験合格者であるときは、第二類及び第三類の医薬品を扱うことができることとする。（本則）

●現に営業している配置販売業者（法人を含む）については、同一の人が営業する限り（法人は現在の形で継続する限り）において、期間を定めずに、従来通り配置販売を認めることとする。ただし、配置品目は現行の厚生労働大臣が定める基準を基本とする。（附則）

これは、「配置従事者全員が薬剤師または新設される医薬品販売専門家試験に合格した者でなければならない」という改正薬事法本則についての変更はないが、附則における「経過措置」に関して、当初、その経過措置期間を一〇年としていたものを、「期間を定めず」としたことになる。

また当初、既存配置販売会社で法施行後に採用する配置員については、薬剤師か新たな販売専門家試験に合格した者でないと認められなかったが、附則にある「従来通り配置販売を認める」の解釈の中で、新たな販売専門家試験に合格していない者でも採用を認めるということになった。

前回の案より実情に沿うという意味では、一歩前進し、我々の必死の働きかけが功を奏したともいえた。

しかし、その厚労省の妥協案は、本則ではなく附則に入る経過措置の話であり、まだ決して手放しで喜べるものではなかった。

また、期限を定めず、既存配置業者は従来通りの営業を続けられるという厚労省案は、解釈によっては優遇措置だが、裏を返せば、本来の薬事法の主旨である「薬を売るすべての販売者が有資格者である」という建て前が、原則から崩れることになる。

既存配置業者のみを優遇する提案では、他団体や薬害被害者団体、消費者団体から、大義や正義のもと非難を浴びることにつながる。そうなった場合、附則を継続させることができるだろうか。一業界の存亡という重大問題ではあっても、国民や国家、安心や安全といった大義の前では非常にはかないものである。そういった意味では、世論の逆風が吹けば、いつでも終了する「不定期刑」に近いものといえる。

また、他業種や他団体からも指摘されていたように、非難を受けるような販売実態を行っている配置販売業者を厚労省がこのまま放置するなら、業界の自主努力によって規制していくことは難しい。現況の配置販売業者を見るに、附則で優遇されたまま生き残れるとなった場合、自主努力をし、自らを律し、業界の浄化に努めるような方向性に水を差すことは決定的である。

日本置き薬協会・現会長である右近保氏も、「業界というものは、新しい血（人）が入って来られないと沈滞・衰退してしまう。既存業者だけに都合が良くても、新しい人が入って来られない業界では、自然消滅は間違いない。何とかそのあたりもぜひ、ご配慮願いたい」と食い下がっていた。

我々日本置き薬協会は、医薬品販売で国民の安全や利便を担保することに、何の異議もない。

国民の安全性を守り、かつ利便性を高めるための法改正であるならば、そして、私たち置き薬業が何とか生き残れる形を採ってもらえるなら、私たちだって当然のごとく、法改正の趣旨に積極的に従わせてもらう。

既存の置き薬販売業が存続を許されるにしても、我々自身がそれに甘んじるのではなく、むしろ置き薬業界全体が医薬品販売で国民の安全性などを守っていくべく、積極的に努めていくことが必要だという認識が、我々にはあった。それがなければ、いずれは淘汰されていくだけである。

そこで我々は「今いただいた猶予期間中に、社会から認められる配置向けの有用な資格制度を創設するので、資質向上努力義務といったものを法案に書き加えていただきたい」と、厚労省に提案をした。

そして「資質向上努力義務の実態的表現として、厚労省にも協力をしてほしい」というお願いをしたのだ。

さらに、厚労省だけでなく四七都道府県薬務行政に、この資質向上努力義務の履行に協力してもらい、既存配置薬販売業においても資質向上に努め、「それが国民のご理解をいただけるよう、国民の方々にわかる形にさせていただきたい」と訴えたのである。

「日本置き薬協会議員連盟」を結成

二〇〇六年一月十八日、間一髪のところで総決起大会とされなかった日本置き薬協会の臨時総会には、全国から会員ら九〇〇名、自民党議員ら七二名もが出席し、置き薬販売業の存続のための協力を約束した。

出席した自民党議員からは次々と祝辞が述べられた。

まず、当時自民党広報本部長を務めていた木村義雄議員が、日本置き薬協会が置き薬関係で唯一の自民党の正式な友好団体であることを強調。「わが党に対する皆さま方の熱き思いにしっかりと真剣に答えていきたい」とした。

さらに、数日後に始まる通常国会に薬事法の改正案が上程されることについて、「戦後最大の法改正となろう。とくに薬の安全性と販売で大幅な改正が予定されている。さまざまな調整が行われる中で今、最大の焦点は配置販売業の位置づけだ。二〇日に厚労省は自民党に改正案を出してくる。ちょうどそのときに、皆さんの日本置き薬協会が臨時総会を開催され、一致結束されることは、大いに法案の行方を左右する、非常に大切なタイミングであろう」と語った。

さらに、山崎派の総帥である山崎拓議員、高村派を率いる高村正彦議員、元防衛庁長官の中谷元議員、自民党政務調査会長代理（当時）の甘利明議員、奈良四区選出の田野瀬良太郎議員らへと祝辞は続いた。高村議員などは、「『置き薬』は日本の歴史であり伝統であり文化だ。守らなければいけない。日本の良き歴史・伝統・文化が壊されるような法改正は、改正でなく改悪だ。皆さんと共に、国民のため、あるいは伝統の配置業にとって、良い方向にいくよう一所懸命に頑張ることをお誓い申し上げる」と発言している。

さらに、当時、自民党厚生労働部会長だった大村秀章議員も、「今、自民党の厚生労働の責任者を務めさせていただいている。同部会でこの通常国会で法案一三本の方向をお示しする。医療改革法案が一番大きなポイントだ。その後、二月の半ばから後半にかけて薬事法改正を議論させていただく。厚労省とのすり合わせはこれからだ。自民党の中でも十分に議論させていただく。今日の日本置き薬協会の会合を機会に、皆さん方のご意見を十分拝聴させていただいて、政策に反映させていただければと思っている」とした。

そこで日本置き薬協会は、それから約一カ月後の二月二八日、山崎拓議員を会長、高村正彦議員を会長代理とする「自民党日本置き薬協会議員連盟」を設立。自民党本部で設立総会が開催された。

我々はそれまでの約一カ月間、厚労省担当者とほとんど連日、先程述べた日本置き薬協会の要望を、法案の本則、附則の中にいかに反映させるかについて議論しつづけた。

その結果、厚労省側は我々の意向に理解を示し、「資質向上努力義務の反映としての配置向け新資格制度の構築に協力する」「配置に関係する事案については、事前に相談し協議することとする」といったような内容で合意していたはずだった。

我々はその厚労省との合意内容を、この議連設立総会の場でスピーチし、厚労省から出席した二人の課長もそれを了とした祝辞を述べている。

しかし、一時は歩み寄れたと感じた厚労官僚との距離は決して縮まってはいなかったことを、この後、我々は思い知る。闘いは、まだ終わったわけではなかった。

ついに改正薬事法成立

議連設立総会が開かれた翌月の三月七日、政府は「薬事法の一部を改正する法律案（改正薬事法案）」を閣議決定し、通常国会に提出した。

一般用医薬品の販売制度見直しについては、
①販売形態を薬局、店舗販売業、配置販売業の三業態に再編
②一般薬をリスクの程度に応じて三グループに区分
③薬剤師以外で医薬品が販売できる専門家として新設されるものを「登録販売者」とし、都道府県が試験（店舗販売と配置販売共通）で資質確認をする

といった内容を、骨格としたものだった。

また焦点となった、現在営業している配置販売業者（法人も含む）に関しては「従来通りの配置販売も認める」との経過措置を設け、さらに配置員の資質向上が努力義務として規定（同一二条）された。

与党・自民党は二月二八日午前、自民党本部で開いた厚生労働部会で同改正案を了承していた。

結果的には現行経過措置の設定で一応は一段落したが、それは置き薬販売業存続のための、将来にわたって安心できる状態とは程遠いものだった。

そこで日本置き薬協会は、この経過措置をより強固で長く保たせるための、「既存配置従事者の資質向上義務」の履行のために動き出す。

自民党の厚生関係団体協議会にも入会し、また、これまで全配協が呼びかけられても無視あるいは拒絶してきた、薬業関係他団体や他業種団体との交流も積極的に進め始めた。

そして日本置き薬協会は、四つの薬業団体に声をかけ、ＪＡＣＤＳ事務総長の宗像守氏を軸に「薬業連絡会」を組織した。

我々にとっての「期限を定めない経過措置」というものは、逆にいえば「期限の利益がない」と解釈している。それは、何かしら国民の意向から反する、見放されるといった事態が発生すれば、瞬間的に死を迎えることだと理解している。

だが同時に、我々自身が自らの立場を正当化できるだけのシステム、資格制度、国民の安心・安全に寄与することが認証され、国民大衆から支持を受けるシステムを構築するためのモラトリアム（猶予）として与えられた時間、期間とも認識しているのだ。

今回の、決して理屈に合っているとはいえない附則に頼った経過措置などは、我々の頭上に天井から細い糸で鋭い剣がぶら下がっている「ダモクレスの剣」のようなものである。我々は努力して、この細い糸を、もっともっと太いロープに、さらに鉄の鎖にしていかねばならない。

通常国会に提出された改正薬事法案は、二〇〇六年四月一〇日、参議院先議で国会審議にかけられ、一九日に参議院本会議で可決。同法案は衆議院に送られた。

参議院では、置き薬販売業に関する同法附則の経過措置関係での附帯決議として、「配置販売業については、既存の配置販売業者に対して、その配置員の資質の向上に向けた取り組みを行うよう指導するとともに、新制度への移行を促すこと」が盛り込まれている。

これは、富山の置き薬販売業の家に生まれ育った、社会民主党幹事長・又市征治参議院議員が、「置き薬」の健全な存続のために、置き薬に設けられた経過措置を擁護し、さらに既存配置従事者の資質向上努力義務履行のための研修制度拡充と厚生行政によるバックアップの必要性を強調したものだった。

ただ、ここで禍根が残った。

又市参議院議員が発意した付帯決議の文言を、厚労省の人間は後日、曲解して悪用することになる。

付帯の文言「新制度への移行を促すこと」を、置き薬販売業に詳しい又市議員は「配置向けの有効な新制度を確立すること」の意で使ったことは明らかである。しかし厚労省は「登録販売者制度への移行を促す」と彼らにとって都合よく読み替えたのである。

衆議院では、二〇〇六年六月二日に厚生労働委員会で提案理由説明が行われ、七日に同委員会で集中審議を行ったあと、ただちに可決。そして八日の衆議院本会議に上程され、賛成多数で可決成立した。

こうして、四六年ぶりに医薬品販売業のあり方を抜本的に見直す改正薬事法は、二〇〇六年六月八日の衆議院本会議で成立した。

5章

家庭から薬を消さないために

日本置き薬協会の取り組み

簡素化された医薬品販売制度

二〇〇四年から着手された薬事法の一部改正は、二〇〇六年六月八日の改正薬事法成立により、ひとつの決着を見た。新たな一般用医薬品販売者資格として「登録販売者」が生まれ、時代の変化に対応しきれず「法と現場の乖離」が指摘されていた、旧薬事法下での医薬品販売制度も大幅に見直されることとなった。

従来の薬事法では、生活者と一般用医薬品との接点は薬局と医薬品販売業の大きく二つであり、医薬品販売業はさらに「一般販売業」「薬種商販売業」「配置販売業」「特例販売業」の四つに分かれていた。四つの医薬品販売業はそれぞれ別のルールで運営されていたが、一部の薬剤師からは、「薬事法の基本精神に準拠して運営されていたのは一般販売業だけ。その他はこれまでの歴史や既得権、あるいは例外的措置によって認められてきた販売業であり、中には薬事法と矛盾する運営内容もある」という指摘もされていた。

改正薬事法における医薬品販売形態の変化

[旧薬事法]

<table>
<tr><th colspan="2">業態の種類</th><th>専門家（資質）</th><th>販売可能な
一般用医薬品</th></tr>
<tr><td colspan="2">薬局
（処方箋調剤・店舗販売）</td><td rowspan="2">薬剤師
（国家資格）</td><td rowspan="2">すべての一般用
医薬品</td></tr>
<tr><td rowspan="2">薬
店</td><td>一般販売業
（店舗販売）</td></tr>
<tr><td>薬種商販売業
（店舗販売）</td><td>薬種商
（都道府県試験）</td><td>指定医薬品以外
の一般用医薬品</td></tr>
<tr><td colspan="2">配置販売業
（配置販売）</td><td>配置販売業者
（試験なし）</td><td>一定の品目</td></tr>
<tr><td colspan="2">特例販売業
（過疎地域や離島等での店舗販売、医療用ガス等の特殊品目の卸売など）</td><td>※薬事法上
定めなし</td><td>限定的な品目</td></tr>
</table>

一般販売業と
業種商販売業は
「店舗販売業」に一本化

[改正薬事法]

<table>
<tr><th>業態の種類</th><th>専門家（資質）</th><th>販売可能な
一般用医薬品</th></tr>
<tr><td>薬局
（処方箋調剤・店舗販売）</td><td>薬剤師（国家資格）</td><td>すべての一般用
医薬品</td></tr>
<tr><td>店舗販売業
（店舗販売）</td><td rowspan="2">薬剤師（国家資格）
または
登録販売者
（都道府県試験）</td><td rowspan="2">薬剤師：
すべての一般用
医薬品
登録販売者：
第一類医薬品
以外の一般用
医薬品</td></tr>
<tr><td>配置販売業
（配置販売）</td></tr>
</table>

出典：「医薬品販売制度改正について」厚生労働省

それが改正薬事法により、医薬品販売業は、ドラッグストアなど店舗で医薬品を販売する「店舗販売業」と、置き薬業態の「配置販売業」の二種類に簡素化され、これらは原則として同じルールの下で運用されることになった。これによって各販売業の間にあった法的矛盾は、基本的には解消されたといえる。

そして改正薬事法が施行される二〇〇九年以降、店舗で一般用医薬品を販売する際は、薬剤師または今回新設された登録販売者の常時配置が義務づけられるようになった。

では、我々置き薬販売業、つまり配置販売業はどうなったか。

既存の置き薬業者は、改正薬事法の附則に盛り込まれた「経過措置」として、従来通り販売を続けることができることとなったが、改正薬事法施行後に置き薬販売業を新たに行おうとする者は、薬剤師か登録販売者の資格を取得しなければならない。個人であろうが、会社として従業員を採用して行う置き薬販売業であろうが、実際にお客さまを訪問する者全員に資格取得が義務づけられた。さらに新置き薬業者は、営業する各都道府県別に区域管理者を置いて初めて各家庭を回ることができる。これは新規参入者にとって、非常に厳しいハードルである。

全国一律が求められる登録販売者試験

改正薬事法施行後は完全な薬事法違反となるが、今までは、配置員であるご主人に代わって、販売従事者の資格を持たないその奥さんが、たまに近くのお客さまに薬を届けるということもあった。それが各都道府県の薬務行政に発覚しても、その程度は大目に見るか、処分があっても比較的軽微なものだった。

このように、薬事法をもとにしたこれまでの行政指導は、都道府県の薬務課、地域の保健所、そして監視指導員によってバラバラだったのである。

とくに、常駐が義務づけられている薬剤師が不在のまま、医薬品販売をしている薬局の問題などでは、個人裁量による勝手な解釈によって指導しているケースも見られた。中には前任の担当官の指導をも否定し、自分の考えに従わなければ行政処分する意向を口にする担当官もあったと聞いている。

地方分権とはいえ、指導内容に大きな格差があっては指導される側も困る。国民に等しいサービスを提供するためにも、全国一律のルール化が必要だ。

改正薬事法で新設された「登録販売者」の資質、試験についても同様である。地方の一組織や個人の解釈によって、施行運用にブレが生じないように、全国一律のルール、ガイドラインをつくらなければならない。

現在のところ、登録販売者の試験問題は、厚労省から出された「出題の手引き」などに基づき、各都道府県で作成されることになっている。試験の難易度や質が各都道府県で異なれば、登録販売者の資質もレベル統一を図ることができなくなってしまう。そのためにも、試験内容に差が出ないよう、しっかりと国が関与し、全国で同じ内容になるように求めている。

小売薬業団体がタッグを組んだ新組織

今回の改正薬事法では、店舗販売業も置き薬販売業も同じ法律でくくられたわけだから、従来のような店舗と置き薬の境なく、各小売薬業団体がともに、国民から信頼を得る医薬品販売制度を構築していく必要がある。

このような事態を想定し、我々は、改正薬事法案が国会で審議されていた二〇〇六年四月に「薬業界運営基準及び資質向上検討委員会」を発足させていた。これは新しい薬事法を契機として、医薬品販売業界全体の体制を国民生活の安心と安全に寄与させる目的に対応せしめ、効果的かつ効率的な業界運営を行うための組織である。社会性、公明性を確保するため、構成メンバーには薬業連絡会五団体の代表だけでなく、マスコミや官界OBなど各界の有識者も交えた。

同検討委員会は協議を重ね、二〇〇六年九月、『薬業界運営基準及び資質向上検討委員会報告書』をまとめた。報告書は、今後の小売薬業界と一般用医薬品販売のあり方全体を網羅したものである。日刊紙や業界紙などマスコミ三七社を招いて公表され、厚労省や与党・自民党厚生労働部会（当時・部会長＝大村秀章衆議院議員）にも提出した。

業界新聞の紙面に踊った大見出しの「『報告書』は〝憲法〟。次は配置独自の〝法律細則〟づくりを」は、まさに当時の我々の思いそのものだった。

さらに我々は、小売薬業界の横断的協力体制づくりにも取り掛かった。各薬業団体の横の連携を強化して、より安全に、より便利に一般用医薬品を生活者に提供する体制を整えていったのである。これは、高齢化や医療費高騰で一般用医薬品の役割が大きくなってきている日本の現状、社会変化に対応していくためでもあった。

まず、二〇〇七年二月には、我々日本置き薬協会と薬種商の一部の代表、日本チェーンドラッグストア協会（以下、ＪＡＣＤＳ）、日本保険薬局協会の薬業三団体を中心に、多くの薬業に携わる団体が結集して、登録販売者を統合する全国組織「日本医薬品登録販売者協会」を発足。さらに同年一一月には、この薬業四団体で、「日本薬業連絡協議会」「日本薬業管理監督機構」「日本薬業政治連盟協議会」「日本薬業研修センター」「全国薬業専門学校連絡協議会」など、新たな組織、団体を立ち上げた。

「新しい酒は、新しい革袋に盛れ」

「日本薬業連絡協議会」は、新たに設立された「日本医薬品登録販売者協会」とＪＡＣＤＳ、日本置き薬協会を軸とし、日本薬局奨励会や大衆薬工業会、日本保険薬局協会など、各薬業団体の横の連携を一層強固なものにする組織である。それぞれの業界や団体のエゴにとらわれず、国民に信頼される薬業運営を目指す。事業内容の調整や統一を図ると同時

資質向上のための今後の薬業界組織図

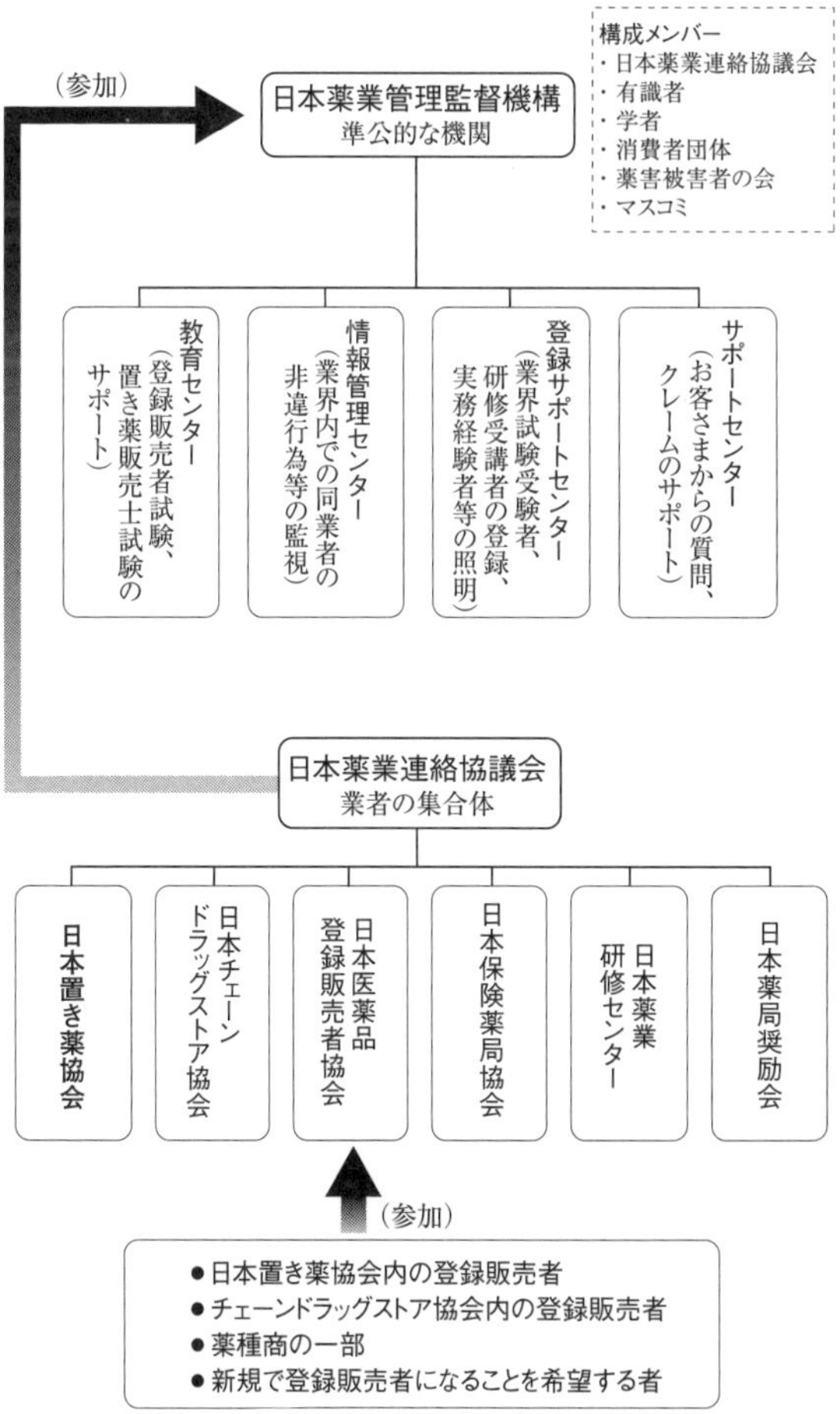
構成メンバー
・日本薬業連絡協議会
・有識者
・学者
・消費者団体
・薬害被害者の会
・マスコミ
（参加）
日本薬業管理監督機構
準公的な機関
教育センター（登録販売者試験、置き薬販売士試験のサポート）
情報管理センター（業界内での同業者の非違行為等の監視）
登録サポートセンター（業界試験受験者、研修受講者の登録、実務経験者等の照明）
サポートセンター（お客さまからの質問、クレームのサポート）
日本薬業連絡協議会
業者の集合体
日本置き薬協会
日本チェーンドラッグストア協会
日本医薬品登録販売者協会
日本保険薬局協会
日本薬業研修センター
日本薬局奨励会
（参加）
●日本置き薬協会内の登録販売者
●チェーンドラッグストア協会内の登録販売者
●薬種商の一部
●新規で登録販売者になることを希望する者

（2007年10月時点）

に、ローコストや機構・制度改革なども大きなテーマとしている。

「日本薬業政治連盟協議会」は、それぞれの薬業団体の政治連盟とも連携して、医薬品販売業全体の発展と、国民生活への寄与を目指し、共通の理念の下での活動を構想している。

「日本薬業研修センター」は、改正薬事法の趣旨に添った大衆薬販売従業員や専門家（薬剤師、登録販売者、配置員）の継続的な資質の向上などをサポートする組織だ。それぞれ業界の特色を生かしながら、より専門的かつ合理的な運営を行うための研修機構として設置した。

「全国薬業専門学校連絡協議会」は、全国の薬業関係教育機関に協力を求め、各地で薬業教育事業を行っていこうというもの。全国の薬業・医療関係専門学校一〇〇校ほどが参加する。厚労省の委託事業である「実践型人材養成システム」「デュアル教育システム」の実施など、さまざまな薬業教育・研修の全国的な専門学校の支援組織として結成された。

そして「日本薬業管理監督機構」は、業界の近視眼的な利益を離れ、長期的視野に立ち薬業界全体の監督役として機能させ、医薬品販売業全体の信頼性を確保するための存在である。民間組織ではあるが、薬業界のコンプライアンスや事業・研修内容のチェックなどをし、ひいては倫理に外れた業者の告発、消費者からのクレームや被害の救済にまで関与する、準公的な機関を目指している。国民に信頼される薬業界づくりのために、有識者や消費者団体代表、全国薬害被害者団体代表など、医薬品販売業界団体以外のメンバーを主体に考えた。

今、社会環境の激変に伴い、さまざまな制度や法律、価値観の変更が余儀なくされている。この新しい時代に、これまで主役を演じてきた制度や機構、組織がうまく機能しなくなってきているのは厳然とした事実である。

「新しい酒は、新しい革袋に盛れ」との例えにもあるように、新しい時代に対応するには、新しい組織が必要不可欠といえよう。もっといえばパラダイムの転換である。

今まで厚生行政は国民に目を向けていなかった。厚労省が主眼に置いていたのは、あくまでも製薬メーカーであり、現在もまたそうである。

技術革新、情報化社会の到来によって、現在、金融市場では国境のバリアがなくなっている。瞬時に金銭が取り引きされていくことは国民一人ひとりが目にしており、企業はグローバリゼーションの波に乗っている。しかしその一方で、いわゆるローカルとしてその国土で生活し、国境のバリアからはみ出ることのできない国民の利益は、国家が守らなければならない。

その観点から見る薬業行政も、もはや製薬業界に主眼を置く立場ではなく、一般消費者と向かい合う小売業者に対して目を向け、指導・育成し、健全に運営させることこそが重要であると考えている。

置き薬業界にもいるルール逸脱者

薬業団体との新組織を立ち上げる一方で、我々は置き薬業界独自の問題として、附則に盛り込まれた「置き薬販売業従事者の資質向上義務」を自主規制で進めていく必要があった。

しかし残念ながら、置き薬業界内にもルールの逸脱者はいる。

その一例が、冒頭でも述べた血液検査を悪用した違法販売である。

置き薬販売業者として家庭の中に入り込み、おためごかしに血液検査をお客さまに受けさせる。そして血液検査顕微鏡を利用して、お客さまに売ろうとしている薬品や健康食品にあたかも驚異的な効果があるように錯覚させ、高額な薬品や健康食品をセット販売し、ローンを組ませて購入させる。これは医師法、割賦販売法その他、明らかな刑法犯罪である。

そこで我々は、違法・迷惑行為の証拠を集め、二〇〇四年九月三〇日、厚労省の医薬食品局に告発文書を提出し、厚労省担当者と三〇分程度の話し合いが行われた。

その後何度か、現在の厚労省医薬食品局総務課企画官である関野秀人氏や、同じ総務課課長の中澤一隆氏に「その件はどうなったか」と問合せをしたが、「そのような違法・迷惑行為を記した文書・証拠資料を厚労省は受け取っていない」と白々しい嘘をついている。

また、告発文書を提出した九月三〇日の会議の席で、我々は違法行為の一例として、置き薬販売業においての懸案である「事業所配置」問題についても問いただした。

本来、置き薬販売業は家庭や個人を対象としており、不特定多数の人が消費する可能性のある事業所配置は、厚労省の局長通達で禁止されている。実際、この通達が出された昭和三〇年代後半には、多くの置き薬業者がオフィスから配置箱を撤収した。

しかし、そのとき逆に、積極的に事業所配置を推進し、業者が撤収した事業所に配置箱をどんどん置いていった「富士薬品」が、皮肉にも日本一の置き薬業者に成長している。

このように、厚労省が通達で禁じている事業所配置が、現実には横行しているのだ。

その現状を質問すると、彼ら厚労官僚は「認知していない」と答えるばかりか、「事業所配置などの取り締まりに関しては、地方の行政で十分取り締まっているはず」と、地方都道府県薬務課に責任回避をするだけであった。

また、我々置き薬業では、薬害エイズ問題やC型肝炎薬害問題を引き起こした旧ミドリ十字の製剤を扱うことはなかったが、スモン※薬害には、不幸にして関与している。厚労省が十分な検査を行っているはずの大衆薬の中にさえも、薬害を惹起する危険成分を持つ薬があったのだ。それを製薬メーカーが提供し、我々が無知であったがゆえに、大事なお客さまに提供していた事実は否めない。

しかし本来、厚労省は保健所や都道府県の薬務課を介し、我々販売業者や製薬メーカーを監視、監督する立場にある。この警察行政がまともに機能しなければ、再びスモン薬害と同様の問題が起きるとも限らない。経済的競争の激化する時代において、倫理観、人の道徳心、そういったものに期待して、国民の安全・安心が担保されるのであろうか。

このように行政指導が満足に行われない現状から見ても、我々自身が襟を正していかなければ、法律や行政に見捨てられる前に、お客さまから見捨てられるだろう。置き薬販売業者の資質を自主的に向上させるためにも、独自の生涯学習研修制度が必要であった。

そこで、新しく発足した日本医薬品登録販売者協会や日本薬業研修センターと連携し、さらに全国薬害被害者団体連絡協議会などの理解・協力も得て、国民・生活者からも他団体からも認められる研修制度を立ち上げた。それが「置き薬販売員教育認定制度」である。

※スモン病……一九五五年頃から発生した病気。亜急性・脊髄・視神経・末梢神経（Subacute Myelo-Optico - Neuropathy）の頭文字をとってスモンと名づけられた。下肢の知覚障害、しびれ、歩行障害、視覚障害など、症状は多岐にわたる。長らく原因不明で、風土病や伝染病、配置薬などが原因として取り沙汰された。その後、大衆薬の整腸剤に含まれる「キノホルム」が原因と判明。一九七〇年、厚生省はキノホルム剤の販売の一時中止、使用見合わせの措置を取る。発生から実に一五年もの月日が経過していた。

新資格「置き薬販売士」の誕生

置き薬販売員教育認定制度とは、「置き薬販売士」という業界自主資格を取得するための研修制度であり、日本置き薬協会が「置き薬販売士二級」及び「置き薬販売士一級」といった資格認定を行うものである。経過措置の対象となる置き薬販売業者やその従業者を対象に、通信教育と集合教育の組み合わせと認定試験を実施していく。

「置き薬販売士二級」は、主に新入社員が対象となる。一般用・配置用医薬品の成分についての使用目的、副作用、使用してはならない注意事項などを修得し、クレーム処理などの基本的対応なども身につける。ただし、これは新入社員が実際の置き薬販売業の実務につく際のミニマムスタンダードを要求する資格であり、習得後一年以内に「置き薬販売士一級」の資格を確保しない限り失効するという、ハードな条件もついている。

「置き薬販売士一級」は、既存の配置従事者が対象だ。人体の構造と働き、栄養・食生活・運動など、医薬品を取り巻く健康全般にわたる体系的な知識を要する。薬物の体内動態、代表的な疾患と治療に用いられる一般医薬品、剤形など製剤学的知識、有害事象として問題となっていることなど、配置従事者としての必要事項を取得すると同時に、登録販売者には要求されていない訪問販売業における法律、ルールやマナー、一般社会人としての礼儀を習得することも要求している。

この業界自主資格認定は、基本的には、日本置き薬協会が主体となり募集していくが、実際の「置き薬販売士」の教育や研修、試験は、日本薬業研修センターが実施する。

改正薬事法に基づいた新資格「登録販売者」の養成および受験対策は、日本医薬品登録販売者協会と協調し、日本薬業研修センターで行っていく。

そして、研修内容の充実および実施に伴う徹底の監督は、日本薬業管理監督機構の指導の下で、集合教育は各地にある教育施設・専門学校・短期大学などの協力を得て実施していく。

このように、置き薬販売業者の「資質向上努力義務」を着実に、しかも薬業他団体や薬業界以外の方々の関与と理解の下に行っていくこととなった。

役人のさじ加減で決まる「省令」

置き薬販売士制度の立ち上げ、そして小売薬業界との組織発足と、我々は改正薬事法に対応するため体制を整えてきた。しかし、厚労省との「省令」をめぐるやりとりの中で、この体制づくりそのものが水泡に帰するような事態が起きた。

二〇〇六年六月に改正薬事法が成立したものの、これを仮に家を建てることに例えると、いわば家の「だいたいの骨格」が決まっただけのことといえる。しかし、その後に壁をどうするか、窓はどこにつけるか等々の「具体的内容」によって、本来、洋風と思われた家を和風の家にすることもできる。

では、その具体的内容は何によって決まるのか。いわゆる政省令によってである。省令とは、簡単にいえば、法律を施行するために必要な規則のことで、これは基本的に国会を通さなくても、厚労省のお役人のさじ加減、裁量によって、ある程度つくることができる。

総務省が数年前からパブリックコメントを発案して、一般にその案を事前に公開して意見を問うことが義務づけられたが、それでも圧倒的に省庁の裁量権の幅は大きい。

もともとパブリックコメント制度は、アメリカの対日年次要求によってつくられたものだが、アメリカ政府の「対日年次要望書」には毎年のように、「日本のパブリックコメント制度は非常に不透明であり満足できない」と記載されている。

このような日本のパブリックコメント制度の現状もあり、省庁の裁量が大きく関わってくる省令の内容によっては、今までの努力が元の木阿弥になってしまう可能性も十分にあったのである。

そのため、我々は厚労省との間で省令をめぐる折衝を続けていたが、二〇〇七年八月、彼らは不可解な省令案を提示してきた。それは厚労省による甘い罠ともいえる、登録販売者試験における、配置業者への〝特例〟であった。

矛盾に満ちた「受験資格の優遇措置」

二〇〇七年六月二六日、厚労省の「登録販売者試験実施ガイドライン検討会」最終回が行われ、登録販売者試験には受験資格が設けられることになった。

その受験資格とは、「薬剤師か登録販売者の指導の下での、一年間の実務経験」である。

旧薬事法では、薬の選択は「買い手の責任」、薬に問題があればＰＬ法をはじめとして「つくり手の責任」であったが、法改正によって、一義的に医薬品販売者が包括的責任を負う構造に変わった。つまり、医薬品販売の際に何か問題があったときは「売り手の責任」となったわけだ。厚労省は、販売者側に責任を負わせることで、自らの責任、そして彼らと関係の深い製薬メーカーの責任をなるべく減じようとしているのである。

登録販売者も「売り手」として責任義務を負うわけだから、知識試験だけでは心許ない。我々も同検討会で、受験資格として実務経験の必要性を主張していた。薬剤師、登録販売者の下での一年間の実務経験は、医薬品の専門家の下で、実際の現場で注意をしなければならないことやお客さまへのアドバイス、情報提供の仕方を覚えることに眼目があり、売り手の資質向上につながるからである。

本来であれば、登録販売者制度のスキームづくりの時点において、公認会計士が一年間個人会計士補として経験を積むように、試験合格者に実務経験の習得を義務づけるべきであった。にも関わらず、改正薬事法成立後に受験資格を設けたということは、制度設計時に配慮を欠いた結果、備忘策的に対処した策であるといえる。

しかし二〇〇七年八月、この登録販売者試験について、厚労省が我々に提示してきた省令案とは次のようなものであった。

「平成二四年までは配置販売業者の下で従事経験がある者にも受験資格を与え、その上、平成二四年以降も、平成二四年までに一年以上従事した経験さえあればいつでも受験資格を与える」

つまり、置き薬販売業に対して「登録販売者試験の受験資格を優遇する」ということである。一見、我々にとってメリットがあるように見えるが、これは明らかに無理がある。

本来、置き薬販売業者は薬剤師や薬種商と違い、薬学的知識の試験は課せられていないから、医薬品の専門家としての扱いは受けていない。これは同業者間だけではなく、検討会に集まった委員たちの共通認識でもある。

現時点では、まだ登録販売者は存在しないから、薬種商の下での実務経験をもって、受験条件を満たしているとするなら合理性がある。薬種商も、合格率数パーセントという難関の試験に合格して許可を得て業務を日々こなしているし、改正薬事法では、それを考慮して、現在の薬種商は申請さえすれば試験を受けることなく登録販売者の資格を得ることができるようになっている。

それに比べて、置き薬販売業者になるための資格試験はない。置き薬販売業に五年間従事さえしていれば、誰でも申請さえすればなれるのである。それゆえ改正薬事法でも、置き薬販売業者が自動的に、薬種商のように登録販売者になれるとはされていない。

にも関わらず、「置き薬販売業従事者なら誰でも受験できる」という省令案を、厚労省は不意に提示してきた。売り手責任が問われる改正薬事法において、「一年間の実務経験」という登録販売者試験の受験資格は重視すべきはずなのだが――。

ただこの結果、「受験資格としての一年間の実務経験」という規定そのものが合理性を失ったことは間違いがない。この受験資格は、国民の安全と安心を守るために、知識試験だけでなく、実務を通して実践的な医薬品取扱者としての知識を専門家の下で学ぶ必要があるとして、規定したものである。それが合理的基準を逸脱して、「既存業者だから受験機会を与える」「新規参入者には事実上与えない」では、誰のために厚労省は、いわゆる「参入障壁」をつくったのか。

彼らの目的は一体何であろう。

置き薬業界を崩壊へと導く省令案

厚労省の目的は、結局は、置き薬販売業を潰すことにある。

厚労官僚は、〝友〟である一般小売薬局や製薬メーカーの利益を守るため、構造改革や自由化の流れには抵抗をする。そのような彼らにとって、経団連をはじめとする構造改革派に規制緩和の突破口とされた「配置販売業」は、まさに目の上の瘤《こぶ》的存在といえる。

その上、日本置き薬協会が先鋭的に行動することによって、医薬品販売業界全体が横断的に連合し、厚労省に提言する存在になりつつある。統治の原則、「ディバイド・アンド・ルール（分割統治）」から見て、厚労省に嬉しい状況ではない。

そこで厚労省は、置き薬業界に「受験資格の優遇措置」ともいえる甘い罠を仕掛けたのである。

それを置き薬業界が受け入れれば、他の薬業界団体としても、それを看過することができない。何しろ、すでに置き薬業界は、改正薬事法の附則で「既存業者は、期限を定めず、今まで通り事業に従事できる」という特例を獲得しているのである。他の薬業団体がそれを許しているのは、あくまでも置き薬業界は自己規制により、他の薬業界団体と連携して業界の自浄活動、合理的制度の構築をするという約束を信じているからだ。

このような中で、受験資格まで、他の業界から見ると優遇されることになる厚労省案に我々が「諾」といえば、当然亀裂の元となる。

さらに、特別に薬学的知識を持たない置き薬販売業従事者が大量に登録販売者試験を受験したとしても合格者は少ないだろうし、厚労省はその散々たる受験結果を利用して、置き薬販売業の非を鳴らすであろう。

いずれにしろ、この省令案を受け入れたときの結果は見えている。置き薬業界は登録販売者制度にも対応できず、といって置き薬販売士のような置き薬業に対応した合理的な制度を定着させることもできず、同じ医薬品販売業の他団体とも連携を組めず、厚労省の「罠」にはまって崩壊していくだけである。

突如掲載されたパブリックコメント

当然ながら、この二〇〇七年八月に提示された省令案を受け入れるわけにはいかなかった。我々は、日本薬業連絡協議会のメンバーと共に、厚労省に再考を促した。

その後、厚労省医薬食品局の関野企画官と「受験資格としての実務経験」について話し合いをするも不調に終わったため、「日本置き薬協会議員連盟」に話し合いの調停をお願いし、九月一二日に厚労省医薬食品局の中沢総務課長と協議することになっていた。

ところが、当日の九月一二日、例の安倍晋三総理の突然の辞任という事件が起こり、厚労省と議連幹部の協議はお流れになった。

その「会議が流れたこと」自体は、仕方のないことであり、問題にする必要もない。しかしその九月一二日午後に、厚労省の新省令案が、総務省を通じてパブリックコメントとしてネット上に掲示された。

これは大きな問題であった。

なぜなら、厚労省の省令案をパブリックコメントとして掲示するためには、総務省を通じる必要から、九月一二日の数日前には準備・決定しておかなければ物理的に実行できない。

ということは、九月一二日の会議は、単に「日本置き薬協会議員連盟」の議員の顔を立てるための、いわゆる「ガス抜き」程度の認識だったのだろうか。当然ながら、議員たちの間からも怒りの声が上がった。

このパブリックコメントに対して、我々は厚労省案に対する相当数の反対意見を提出したが、その後に会った厚労省の役人からは何ら回答らしきものはなかった。

「もう何も怖くないです」

二〇〇七年一二月一三日、自民党党本部で「日本置き薬協会議員連盟幹部会」が催され、我々と共に厚労省医薬食品局中澤総務課長、関野企画官が出席した。

山崎拓議連会長を始め、河村建夫元文相、小杉隆元文相など十数名の幹事議員から置き薬業界の将来、現況の問題について積極的な発言があったが、厚労省側からは真摯な応対の姿は見られなかった。

その中でしびれを切らした議員から、厚労官僚に対してパブリックコメントについての質問が出た。

「もうパブリックコメントを締め切ってから二カ月以上経つ。結論は出たのか」

関野企画官は、すでに赤くなっていた顔を青くしながら、「まだ、まとめているところです。結論がまとまり、省令を出した後にでも、報告しましょうか」と思わず答えてしまった。

あまりの答えに、議員たちも怒った。

「省令ぐらいは、役所の勝手にさせろ。議員は構うなということか」

「日本置き薬協会が把握しているパブコメだけでも七〇〇〇通以上出しているという。都合の悪いパブコメの意見は隠すということか」

など辛辣な意見が続出した。

が、最後に中澤総務課長は、ポツリと顔見知りの議員にこう漏らしたという。

「どうせ自分は、C型肝炎の件で日本国中から袋叩きですから、もう何も怖くないです」

彼ら役人も、自分たちの立場、厚労省の面子を守るため、すでに開き直っていることは明らかであった。


現在も置き薬業界が厳しい立場に立たされていることに違いはない。

しかし、日本人が育んできた「文化」としての置き薬業、そして将来、健全な医療行政の確立において必要とされる置き薬業を守るためにも、我々の「官と民」の闘いは今後も続くだろう。

医薬品販売の実態と現行法の乖離を是正するという目的で、今回の薬事法改正は動き出した。それは医薬品販売規制をめぐる攻防の中から現出したものだ。

その一連の流れの中で、厚労省そして官僚たちは、どれだけ国民に目を向けてきたのか。薬業界と共に規制緩和派と闘っていたときも、薬事法改正に向けて動き出したときも、その目は〝お友達〟である製薬メーカー、薬剤師たちにしか向けられておらず、国民に完全に背を向け続けていたとしたら、これほど悲しいことはない。

官僚が国民に目を向け、国民生活に寄与する形で置き薬業が存続できるよう、我々は強く求めていくつもりである。

今後ますます進む高齢化社会において、置き薬業のサービスは、在宅でのプライマリーケア（第一次医療）の最前線、家の中まで入り込むセルフメディケーションを担うことができる。さらに、こうした置き薬システムをうまく活用すれば、医療費の削減にもつながる。このように、古来日本人に「薬」という安心・安全を届けてきた置き薬業は、今、生まれ変わろうとしているのだ。

新たな価値を見出した「置き薬」が、これからの日本社会に貢献できる存在となることを、我々は信じている。

終章

生まれ変わる「置き薬」

置き薬業界への提言

新薬事法下で急増する医薬品販売店

二〇〇六年六月に成立した「医薬品販売制度を抜本的に見直す」改正薬事法は、二〇〇九年、全面的に施行される。新資格「登録販売者」の試験も同年から行われるわけだが、その登録販売者による医薬品販売が開始された場合、現在の薬を取り巻く環境は一変すると思われる。

おそらく、全国で今より数万店、あるいは数十万店も多くの店で医薬品の販売が始まるだろう。

少なくとも、全国一万数千店舗のスーパーマーケットのほとんどで医薬品が販売され、最終的には、コンビニエンスストアなど二十数万店の店舗で医薬品が売られることになる。大手ドラッグストアなどでは二四時間営業の店舗も登場し、それどころかインターネットを利用した医薬品販売もこれからどんどん進む可能性がある。

こうした時代の急変に対応するためには、置き薬業も新たな価値創造を目指す必要がある。

精米店の業界での規制緩和を例にお話したい。

精米店は、当初、全国に七万店ほどあった。それが販売規制緩和でコメはどこでも販売できるようになり、規制緩和後には全国のおよそ二七万店の精米店でコメが販売されるようになった。

そのとき、既存の精米店はどうなったか。

その存在価値を失い、ほとんどが経営的に成り立たなくなって消えていったのである。わずかに残っているのは、エレベーターがないマンションの最上階などにコメをかついで持っていき、おまけに石油缶まで運ぶといった、過重なサービスを行っている精米店だけとなった。今まで同様の商いをしていた精米店は、ほとんど消え去ったのである。

置き薬業界も既存のやり方を続けていたのでは、販売環境の急変に対応することは難しい。昔の町の精米店や酒屋と同じ末路を辿らないためにも、置き薬業そのものに新しい価値・役割を見出さなければならない。

我々は、その新たな役割のひとつが、セルフメディケーション分野にあると考えている。

「自分の健康は自分で守る」

そもそもセルフメディケーションとは何か。

簡潔にいえば「自分の健康は自分で守る」ということであり、市販薬の活用や生活改善によって、軽度の疾患を自己管理するというものである。

現在、我が国では、慢性疾患を中心とする生活習慣病が急速な勢いで増加している。しかし、その多くは日常生活を改善することで未然に防ぐことができるといわれ、食事や運動、休養など自ら生活を改善することによって、約一〇兆円の医療費が削減されるといわれている。今後のさらなる高齢化社会で急増する医療費を、大幅に削減することが期待できるのだ。さらに、初期の風邪や腹痛といったものを、医者にかからずにセルフメディケーションで対応すれば、ある統計では年間五〇〇〇億円以上の医療費の削減につながるとしている。

今の医療制度のままでは、日本は財政的に立ち行かなくなり、結局は国民に大幅な増税を強いるか、世界に冠たる国民皆保険制度が破綻するのは目に見えている。

そうならないためにも、少子高齢化時代の健康国家づくりと医療費軽減を両立させるシステムとして、「セルフメディケーション」を根幹とした新医療システム」の構築が求められているのだ。

また、現在深刻な問題となっている絶対的医師不足から、医療の現場も悲鳴を上げている。

厚労省によると、日本国内の医師数は約二九万人（二〇〇五年）といわれているが、その数はOECD加盟国の医師数の平均以下である。さらに、一〇〇ベッド当たりの医師と看護師の数を先進諸国と比べてみると、日本の設置基準があまりに低いことがわかる（下表参照）。

実際のところ、医療供給の中心である民間中核病院で働く医師たちは、週に五〇時間以上の超過勤労働を行わなければ、押し寄せる患者に対応す

OECD諸国における医師・看護職員数の比較（2005）

国名	100ベッド当たりの医師数	100ベッド当たりの看護職員数
日本	14.3 *1	63.2 *1
ドイツ	40.3	115.1
フランス	45.6	103.1
イギリス	61.6	232.7
アメリカ	75.9	233 *2

（注）＊1は2004年、＊2は2002年のデータ

出典:「OECD HEALTH DATA 2007」

ることができない。医師の絶対数の不足ゆえ、いつでも誰でも万全な治療を受けられるかわからないというのが実情だ。こうした医療の現状から見ても、「自分の健康は自分で守る」という考え方は必要といえるだろう。

医薬品にも広がる「格差」

セルフメディケーションを推進していくためには、それに活用できる一般用医薬品を拡大させていくことが必要だが、ここにひとつの問題がある。

現在、全医薬品の生産額内訳は、その九二％までもが医療用医薬品なのである。ドラッグストアで販売される医薬品や置き薬などの一般用医薬品はほんの八％に過ぎない。しかも現在、この格差はさらに広がろうとしている。

二〇〇五年の国内総医薬品生産額は六兆三九七億円（前年比四・四％増）で、過去最高額を更新した。その内訳は、医療用医薬品が五兆七四二一億八〇〇〇万円（前年比五・五％増）、一般用医薬品（いわゆる市販薬・大衆薬）が六一一四億九二〇〇万円（前年比四％減）、そして置き薬が三七九億円（前年比一四・二％減）だった。

構成比を見ると医療用医薬品が八九・八％（前年比〇・九％増）、一般用医薬品が九・六％（前年比〇・八％減）、置き薬が〇・六％（前年比〇・一％減）。置き薬も低迷しているが、一般用医薬品の低迷ぶりはさらに濃厚である。さらに一般用医薬品、置き薬は、八年連続で減少している。

国民医療費の高騰がこれだけ叫ばれていながら、相変わらず、医薬品生産額においても医療用医薬品が増加傾向にある。医療用医薬品と市販薬の格差は広がる一方だ。

さらに、市販薬は工場出荷ベースでも年々出荷金額が落ちており、数年前は九〇〇〇億円ベースであったにも関わらず、現在は年間八〇〇〇億円程度にまで落ち込んでいる。

余談だが、前述したアメリカ政府の「対日年次要望書」にも、市販薬についてほとんど記述がないのは、この市場マーケットの小ささからも妥当なことと思える。

世界的にも、これほど市販薬が医療用医薬品に圧倒されている国は、日本以外には見当たらない。医薬品生産額の実に九〇％が病院や医師の薬だという実態は、もっと深刻に認識される必要があるだろう。医療費の今後、日本の財政の今後を考えるとどう考えてもおかしい。

なぜこのような現状になるのか。

それは今の国や地方の政策、あるいは教育現場における指導が、「どんな軽い症状であっても、どんな重篤な疾患が潜んでいるかわからないから、とにかく病院へ行け」というものだからである。

この風潮は、さらに強まってはいても、決して弱まってはいない。しかしこのままいくと、日本の国全体が、財政破綻した夕張市のようになる可能性は高い。

スイッチＯＴＣによる市販薬の拡大

しかし、今回の改正薬事法による一般用医薬品販売制度の見直しで、セルフメディケーションのための医薬品が、医療用医薬品から市販薬に降りてきやすくなった。今までは処方箋がないと手にできなかった医薬品が、安全が確認されたものに限り、処方箋がなくても一般の薬局で購入できる可能性が広がったのである。

旧薬事法では、リスクの高いものから低いものまで、多くの市販薬がいわば同じように管理、販売されていた。つまり、毎日常用しても問題ないような薬に関しても非常に厳しい管理が求められる一方で、リスクの高い薬が、結構いい加減な売られ方をされていたというわけだ。こうした事情もあり、これまではスイッチＯＴＣ化（安全性の確認された医療用医薬品を市販薬に転用すること）に対して、安全性その他でいろいろと反対意見も多かった。

そこで改正薬事法では、市販薬をリスク別に三分類し、最もリスクが高い医薬品を第一類医薬品（Ａ分類）、リスクが比較的高い医薬品を第二類医薬品（Ｂ分類）、リスクが比較的低い医薬品を第三類医薬品（Ｃ分類）とした。第一類医薬品は、薬剤師のみがお客さまから話を聞いてからでないと販売できないように薬事法で定めた。

このように、リスクに応じた管理と情報提供が法律的に分類されたことで、スイッチＯＴＣ化が進む可能性が高まったのである。

長期投与されているような医療用医薬品が、第一類医薬品（Ａ分類）でいったんブロックされる形で、市販薬に転用される。このＡ分類の薬は、調剤資格を持つ薬剤師のみ扱うことができる。そして、市販薬になった後にデータを取り、約二年から三年を経て問題がなければ、第二類医薬品（Ｂ分類）に許可されて、薬剤師でなくても登録販売者が扱えるようになる。

　こうして医療用医薬品から降りてきた薬を、正確な情報提供と説明のもとでセルフメディケーションに活用すれば、初期的で軽度な病気を医療・病院の対象からセルフメディケーションのカテゴリーに移すことができる。そうなれば、国の財政にも余裕ができ、国民皆保険制度の維持にもつながるだろう。これも試算すれば、年間約二兆円の規模で医療費の削減が見込まれる。

　改正薬事法が施行される二〇〇九年以降、おそらく国も、次々とセルフメディケーションを盛り込んだ施策を打ち出してくるはずだ。

　そのとき、配置先の消費者と信頼関係を築くことができ、さらに「適切な情報提供」と「適切な相談対応」を能動的に行える置き薬システムは、大きな役割を果たすといえる。

　置き薬の顧客台帳には消費者の元にある薬のデータが記録されており、薬についての問い合わせがあれば各個人に合った服用指導をすることができる。何かあったときに連絡を取ることができる置き薬業者は、個人で体調管理をする人にとっては心強い存在だろう。

　さらに訪問時には、体調不良の相談にも具体的に応じることができる。

　これは、セルフメディケーションにおける「かかりつけ医」のようなものであり、常に消費者とつながっている置き薬業だからこそ可能なことである。

「社会インフラ」としての役割

また、これはすでに我々が始めていることだが、地域住民の生活向上と安全確保を目的とする「底支えとしての社会インフラ」として、置き薬システムは役立てるのではないかと考えている。

二〇〇七年の日本が「偽」の国であったように、今の日本社会はあらゆる面で、従来の「安心・安全」にかげりが出てきている。薬の安全性だけではない。地域社会の治安や生活など、さまざまな分野で求められている「安心・安全」に、置き薬販売業のシステムが活用できるのではないか。

たとえば、日本置き薬協会が各都道府県の警察本部とタイアップして始めた、「まちの善意セキュリティー隊」がある。

置き薬販売の営業車に『ただ今防犯巡回中』という大きなステッカーを貼って、地域の防犯を呼びかける活動であり、河川敷への違法なゴミ捨て監視や環境保全巡視、独居老人家庭への声かけ運動なども行っている。

これには、地域の防犯活動の一助となると同時に、置き薬販売業の社会的存在意義を地域住民の方々に一層理解してもらおうとの意図もある。

地域社会の底支えとなるインフラとして、その役割を確固たるものにするには、まずは消費者サイドに立った「人づくり」をしっかりと行い、生活者の信頼や期待を得ていかなければならない。

それは配置従業員それぞれの、「個」が持つ「人間力」の育成である。

東京都内を中心に約一五〇店舗を展開する大手ドラッグストアチェーン「株式会社セイジョー」の創業者である斎藤正巳氏が、興味深い言葉を残している。斎藤氏は、昭和二十六年単身上京し、一代でドラッグストアチェーンを築き上げた人物だ。ちなみにセイジョーは、社員一人あたり、および売り場面積単位あたりの売上高が抜群に高いことで有名である。

その斎藤氏が、経営に積極的に取り入れているのが、「富山売薬三百有余年存続の秘訣」であるというのだ。

斎藤氏は言う。

「富山売薬とは本来、個人業者のものだ。いろんなことを勉強していて話題が豊富で、話もうまい。知識プラス説得力もある。説得する貫禄もある。また、話し相手のいないご老人の話も上手に聞いてあげる。だからお客さんは『いい話を聞いた』『この人にまた訪ねてきて欲しいから、この人の置き薬を飲もう』という気になった。だから、値引きも言い出さない。

これがただの物販だったら、『もっと安くしろ』『もっと安く薬が手に入るよ』となる。富山の売薬さんは置き薬以外のところで、仲人もしたり、田畑のつくり方の指導をしたり、いっぱい『タネ』を撒いてきたのだ。これが富山売薬に限らず、ほんとうの意味での商いではないでしょうか」

同社の社員教育は、あいさつから釣銭のわたし方という徹底した接客態度に始まるという。さらに、ロイヤルカスタマー登録という顧客サービス制度も設け、何度も来店する顧客に関しては、レジなどで名前で呼びかけるように社員教育しているという。お客さまの顔が見えにくい店頭販売において、顧客一人ひとりを「個」で捉えるまでに指導しているというのだ。コンピュータによる情報管理でそれがいっそう可能となった。

そしてこのシステムの元となっているのが、三〇〇余年の歴史を持つ配置販売業である。富山売薬に代表される置き薬屋さんは、古来より一軒一軒の家庭を訪ね、その家の人の「顔」と「生活の場」をしっかりと見て商いを行なってきた。

その意志を引き継ぐ者として、「置き薬販売員教育認定制度」では、マインド面やコミュニケーション面の教育も進めていく必要がある。高齢者の方の話に親身に耳を傾けたり、その地域のために働くという公共心や心遣い、真面目さ、人への優しさといった部分が非常に重要となってくるからである。

確かな人材を育成すれば、地域の住民とのつながりも強くなり、互いの信頼関係も自ずと形成されてくるはずだ。

介護も守備範囲とする置き薬販売士

最後に、介護サービスの分野でも、置き薬業の新たな役割を提供できると考えている。

団塊の世代の人たちが、この数年で定年を迎える。

一九四七年から一九四九年までに生まれた人がだいたい七〇〇万人から八〇〇万人。その前後の世代も入れると、一二〇〇万人ほどのかたまりという、とんでもないボリュームが高齢化へと進む。日本の人口が一億人を切るという時代に、およそ四〇〇〇万人というから、およそ二人に一人が高齢者になる。

この世界一の超高齢化社会において、置き薬業は、セルフメディケーション分野はもちろん、そこから一歩踏み込んだ「新たな介護サービス」を担うことができるのではないか。日本置き薬協会の「置き薬販売員教育認定制度」は、医療や医薬品といった分野からさらに範疇を拡大し、生活者の生活のあらゆる部分でのケアやサポートができる、身近な健康相談員の育成を目指している。

医療・医薬品、食事・栄養、運動、休・睡眠、出産・育児、介護などの応対で「プロの領域」と「セルフの領域」があるとすれば、我々はこれらの「セルフの領域」をケアしていくということだ。

登録販売者の試験は、セルフ領域では医療と食事・栄養の部分をカバーしているに過ぎないが、「置き薬販売員教育認定制度」は、それ以外に運動、休・睡眠、出産・育児、介護なども守備範囲としている。

医師や薬剤師、看護師が主に関わる「プロの領域」で生きるのではなく、寝たり、食べたり、あるいはトイレに行ったりといった生活すべての領域（セルフの領域）におけるケアなり情報を、その人に合った形で提供していく。これが、一対一でお客さまと接することができる置き薬販売業の強みである。そのうえで、プロの領域で活躍する方々とも連携していくことが肝心だろう。

また、このようなセルフ領域でのケアは、とくに過疎地域で求められるといえる。

小泉政権による規制改革の美名のもとに、地方は切り捨てられ、大都市と地方の格差は開く一方である。そのため地方では、過疎化が進む地域がどんどん増えている。これらの地域には、ドラッグストアもコンビニエンスストアもないところが多く、あっても、車で行かなければ到底辿り着くことができない。

さらに、冒頭でも述べたように、過疎は山間僻地といわれるような地域だけでなく、全国的に増えている。東京でも、独居老人家庭が多い多摩ニュータウンなどでは、都市型過疎ともいえる状態が現出している。

こうした地域において、消費者である各家庭を訪問してコミュニケーションを図り、健康面だけでなく生活面のケアもしてくれる「置き薬」のサービスがあれば、その役割は非常に大きなものがあるといえる。

もちろん、置き薬販売業は、あくまで医薬品販売業であるという原点を忘れてはならない。この第一義を踏まえた上で、介護サービスやセルフメディケーション分野、そして地域に役立つ社会インフラとして、「置き薬」の新たな価値創造を目指していきたいと考えている。

今、置き薬販売業界には、自己革新と現状革新が強力に求められている。

改正薬事法が施行される二〇〇九年以降、新しい制度は新しいルールに則って運営される。これは、従来のやり方に固執する者にはたいへんなピンチとなるが、逆に、新しい役割の創造を目指した者には大きなチャンスとなるだろう。

現実問題として、置き薬販売業界が厳しい状況に立たされているのは確かである。新たに置き薬販売業に従事する者には、薬剤師か登録販売者の資格取得という「きついハードル」が設けられ、既存の置き薬業従事者も附則で認められた経過措置がいつ撤廃されるかわからない。また、仮に置き薬業従事者が登録販売者試験に合格したとしても、ドラッグストアなど店舗販売業へ流出していく人もいるだろう。置き薬販売業というのは、その良さがわかるまでにはある程度の年月が必要な職業であり、置き薬の仕事に従事する意義を見出せない限り、それほどラクな仕事ではないからだ。

しかし、置き薬販売士の資格制度や新設した薬業団体組織の協力の下で、「置き薬の新たな役割」を着実に形にしていけば、今後社会に強く求められるサービス産業として生まれ変わることができると考えている。超高齢化社会における介護分野での役割、地域に求められる社会インフラとしての役割を果たす置き薬業は、福祉や介護の仕事を求める人や地域に根ざした仕事を望む人にとっても、やりがいのある仕事となるはずだ。

また、そのように成長を遂げた置き薬販売業こそ、我々が目指す「置き薬」の未来像である。

資料　「改正薬事法と医療制度改革における一考察」

今後の医薬品販売業界の推移については、日本チェーンドラッグストア協会事務総長である宗像守氏が、興味深い考察を提示されている。もし厚労省が宗像私案を採用し、それを具現化していくのであれば、国民の医療保険制度、医薬品販売制度に対する悪夢のような予想は覆る可能性が高い。

宗像氏は、一〇年以上前に「チェーンドラッグ」という販売形態に理論と運動指針を与え、厚労省とも喧々諤々の論争を通じて、医薬品販売業界全体の中で今日、指導的ポジションを確保された人物であり、私も教えを受けることが非常に多い。

その宗像氏が著された「改正薬事法と医療制度改革における一考察」というメモがある。ここに書かれていることは非常に広範な領域にわたる卓見であるので簡単には説明しにくいが、私なりに解釈してみると次のようになる。ただし、私なりの見解ということを前提で目を通していただきたい。

まず、宗像氏の考察では、厚労省の「甘い医療費予測」を指摘している。

一九九五年に厚労省が作成した医療費の予測では、二〇〇〇年の国民総医療費を三八兆円としているが、実際には三〇・四兆円。同予測の二〇〇四年予測では五〇兆円のところが、実際は三二・一兆円。その予測では、二〇一〇年には六八兆円、二〇二五年には一四一兆円に上るとされている。このように実際の医療費は、厚労省の予測よりも大幅に下回っている。

また、医療費適正化といわれている「高齢者（前期・後期）の医療費患者負担を二割にすること」「医療保険免責制度の導入（外来一回当り一〇〇〇円の負担）」「診療報酬の伸びの抑制（自然増から見て一〇％の削減）」を行なったとすれば、二〇〇五年には五六兆円と見込まれている医療費が四九兆円まで抑えられるとしている（この試算は二〇〇六年予測に基づく）。

同時に、二〇〇三年のデータでは、国民医療費三一・五兆円に占める生活習慣病の費用が一〇・二兆円となっている。その内訳は、糖尿病一・九兆円、脳血栓疾患二兆円、虚血性心疾患〇・八兆円、悪性新生物二・八兆円、高血圧性疾患二・八兆円である。同年の死因別死亡割合では、生活習慣病は六一％を占めており、内訳で見ると悪性新生物が三〇・五％、虚血性心疾患が一五・七％、脳血管疾患が一三％、糖尿病が一・三％、高血圧性疾患が〇・五％となっている。

また、二〇〇〇年に厚労省で予測された「社会保障の給付と負担の見直し」では、一九九八年の日本の人口に占める老人の割合を示しており、七〇歳以上で総人口の一〇・八％、七五歳以上で六・四％。それが二〇二五年になると、七〇歳以上が総人口の二一・七％、七五歳以上も一五・八％を占めるとしている。

医療費用の面でも、一九九八年度には二九・三兆円のうち、七〇歳以上の老人医療費が三七・三％、七五歳以上に限っても二五・八％、それが二〇二五年には医療費総額八一・四兆円となり、うち七〇歳以上の老人医療費が五五・五％、七五歳以上に限ってさえ四〇・二％に上るとされている。

このようなデータからも高齢化社会の到来は確実であり、前述した厚労省の数値予測の正確さはさて置き、医療費の高騰は間違いがない。現在、医療費の総額の三分の一を占める生活習慣病（慢性疾患）が、その増加の大半を占めるものと思われる。

この結果、負担と給付のバランスの問題が発生する。

まず、医療費用の自己負担率の上昇は、現在でさえ医療機関への医療費未払いが問題とされている状況下、医療費自己負担分の未払いはさらに増加すると思われる。

保険料のアップも、未払い者の増加につながる。今日の国民年金の未払い者のように四〇～五〇％に上り、医療制度が崩壊することにもなりかねない。

福祉目的税に特化して消費税をアップさせたとしても、五％アップで国税分一〇・五兆円にしかならず、大幅に不足する。

また、新たな医療保険制度の創設も、それに伴う国民負担の増加は国民の反感の因となり、非常に難しい。

同時に、医療報酬――人件費分（診療報酬、調剤報酬）のさらなる削減は、医療関係者の反発と医療レベルの低下につながり、現状でさえ、人材面から日本の医療制度の崩壊を起こす寸前の状況にあるため、非常に難しい。

こうした問題が解決できない以上、厚労省の数字のつじつま合わせでは、日本の医療レベルの低下、医療制度の崩壊につながるだけである。

それを解消するためには、自己負担対象医療の拡大をはじめとする、次のような「構造的医療制度改革」と「国民的視野での健康施策」が必要となる。

①疾病の重軽度による保険適用率の導入。

これについては、国際的には様々な事例がすでに存在しており、大別すると四つのパターンに分かれる。

一つは、完全社会保険方式ともいえる「イギリス型」。疾病の重度、軽度に関わらず一〇〇％社会保険で負担する。それだけに、被保険者や税の負担が非常に重くなる。

次に、傾斜負担方式といえる「フランス型」。軽度の疾病はできるだけ自己負担でまかない、重度になり負担額が増加するに伴い、社会保険の負担率を上昇させる。

三つめは、定率負担方式といえる「日本型」。軽度の疾病も重度の疾病も変わりなく、自己負担率は定率の三割なり、四割、五割と固定され、社会情勢の変化で負担率が変わるときも、一律に変化させる。

そして四つめが、完全自己負担方式の「アメリカ型」。医療費は一〇〇％自己負担が原則であり、保険は各人が任意で加入することになる（非常に単純化したモデルなので、実体はいろいろな手が加えられている）。

このうち、フランス型の「重度・軽度に依る傾斜型の負担モデル」が、現実的な国民保険モデルではないかと考える。

② 民間医療保険の導入（自動車の自賠責保険と任意保険の併用と同じ）。

これについても①の提案の補完として、考慮すべき問題であろう。

③ 混合診療の導入。

①、②のシステムを導入すれば、混合診療についても考慮の対象となるはずである。セルフメディケーションを国策として積極的に推進する必要があることは、生活習慣病が国民医療費に占める割合を考慮するまでもなく、明らかである。

ただ、国民の生活に直接に関わる医療制度の改革については、「国民皆保険制度の維持（弱者でも医療が受けられる保障）」と「医療機関や医療従事者の維持（医療の充実、水準の向上）」が必要である。さらに国民医療費の総額の抑制につながり、国民の納得と満足が高まる健康施策であることが重要だ。そして「与える医療」から、国民参加型医療制度への切り替えも求められるだろう。

これらを達成するためには、次のような新しい視点が必要とされる。

●日本の人口減少と一人当りの医療費を、いかに抑制するか。
●自己管理における予防・未病改善、保管医療体制の構築。
●高齢者における生活習慣病、慢性疾患予防と未病改善施策。
●医療受診回数を減らしながらも、医療報酬のアップを図る。
●薬剤師・看護師の活用によって地域保健の向上を図る。

国民が自ら健康づくりに参画し、一人当りの医療費を抑制する。しかし、医療の充実やレベルアップのためには、むしろ医療報酬を上げて医療機関や従事者の収入増加は不可欠である。トータルの受診回数をいかに減少させるかがポイントとなる。

これらを踏まえて、今回の改正薬事法についての「宗像考察」を続ける。

これまでの医薬品分類では、医療用医薬品の中に、指定医薬品と指定医薬品以外の医薬品、処方箋医薬品と非処方箋医薬品とが混在していた。その非処方箋医薬品の中にも、保険対象の医薬品とそうでない医薬品があった。

それが今回の改正薬事法では、医療用医薬品のカテゴリーの中では、処方箋医薬品と非処方箋医薬品に分類され、保険対象となるのは処方箋医薬品の全種目と非処方箋の医薬品の一部というように、大分整理された。

今回、薬剤師が「医療従事者の一翼を担う存在」と位置付けられたことにより、第一類医薬品分類の大衆薬に非処方箋医薬品を移行させることができる可能性がでてきた。

現在、第一類医薬品分類の医薬品としては「ガスター10」や「リアップ」などわずかなものであるが、今後、薬剤師が非処方箋医薬品を大衆薬（第一類医薬品分類の薬）として扱えるようになれば、町の薬局で自由に手に入れることができ、国民・生活者の利便にもつながる。さらに、保険支払い対象の医薬品も医療用処方箋医薬品に限定することができ、保険制度の安定した継続にも寄与することができる。

その結果として、混合診療や民間保険の導入に対するモチベーションの喚起にもなるだろうし、医療制度の改革にも寄与し、国民・生活者にとっても、効き目の確かな医薬品を自由に手にすることによってセルフメデイケーションの意欲も湧くことになる。それは結果として、大幅な医療費の削減につながるだろう。

これが、私なりの理解による、宗像氏の提案する制度改革の概要である。

この宗像提案と、アメリカ政府からの「対日年次要望書」に記載されているように、

「医療用機器の海外での製品の即急な導入」による内外価格差の解消（国内価格は海外価格と比べて驚くほど高い）と、「後発医薬品（ジェネリック薬品と称している医薬品）」の価格見直し（これもアメリカなどと比べると、倍以上の価格がつけられている）を、アメリカの要求通り実践すると、日本の社会医療費用問題は、当面、解決するのではないだろうか。

そして、このような状況でこそ、我々「置き薬販売業」は、さらに充実したサービスを提供できると考えている。

お客さまのニーズをつかみ、必要な情報（単なる薬学知識ではなく）を提供し、さらに長年お客さまを個人的に知るものとして適切な健康アドバイスを行なう。その結果、国民の医療制度にも寄与でき、福祉を含め様々な観点でもサービスを提供することができるのだ。そうすることが、国民・生活者から「置き薬販売業」が見捨てられることなく、必要とされ続けるための必須条件であろう。

そしてそれがまた、日本の国民、医療制度、広義の福祉にとって必要な「底支えとしてのインフラ」として、必要欠くべからざるものであると確信している。

謝辞

この本を出版するにあたり、多くの方々にご協力をいただき、ここに感謝の意を述べさせていただきます。

お言葉をいただきました相澤英之先生。先生のような学識、博識、良識、そして常識。何よりも理性のお持ちの方が、今、役所に、あるいは国会におられたらと残念でなりません。

それに、この医薬品販売業界改革の旗手である宗像守先生。あなたがいなければ、医薬品販売業界には改革の指針も見えず、難破していたことでしょう。あなたの存在は闇夜の灯台ともいえます。

そして、置き薬販売業を日本に残そうと支えていただいている自民党の日本置き薬協会議員連盟の会長山崎拓先生以下、高村正彦先生、木村義雄先生、田野瀬良太郎先生はじめ一〇七人の国会議員の先生方。先生方のお力で、今日の時点で置き薬販売業が存続できているのです。ありがとうございます。そして、よろしくお願い申し上げます。

また、この出版を勧めていただき、お導きいただいた田中敏之さんにも感謝いたします。

そのほか、情報センター出版局の皆様には初めての出版ということで非常にご迷惑をお掛けしてお詫びすると共に、感謝いたします。

皆様、ありがとうございました。

足高慶宣

「薬」が殺される

「安心」と「文化」を破壊する厚労官僚の知られざる実態

二〇〇八年三月一七日　第一刷

著　者　足高慶宣
発行者　関　裕志
発行所　株式会社情報センター出版局
〒一六〇-〇〇〇四
東京都新宿区四谷二-一
電話　〇三-三三五八-〇二三一
振替　〇〇一四〇-四-四六二三六
URL　http://www.4jc.co.jp

EVIDENCE CORPORATION

印　刷　中央精版印刷株式会社

 ISBN978-4-7958-4822-1